世界卫生组织成人和青少年癌痛药物治疗和放射治疗管理指南

WHO Guidelines for the Pharmacological and Radiotherapeutic Management of Cancer Pain in Adults and Adolescents

主　译　李金祥

副 主 译　陈珂琦　蒋建军　陈慧平

译　者（按姓氏汉语拼音排序）

陈　杨　陈慧平　陈珂琦　龚琴琴
郭　端　黄俊波　贾艳呤　蒋建军
李金祥　彭　伟　王　晶　徐家林
叶继彬　张　川　张巾娜

译者单位　四川大学华西第四医院姑息医学科
四川省安宁疗护教育培训中心

U0199453

人民卫生出版社
·北　京·

图书在版编目（CIP）数据

世界卫生组织成人和青少年癌痛药物治疗和放射治疗管理指南/世界卫生组织主编；李金祥主译. —北京：人民卫生出版社，2021.8
ISBN 978-7-117-31792-4

Ⅰ.①世…　Ⅱ.①世…②李…　Ⅲ.①癌-疼痛-治疗-指南　Ⅳ.①R730.5-62

中国版本图书馆 CIP 数据核字（2021）第 136904 号

人卫智网	www.ipmph.com	医学教育、学术、考试、健康，
		购书智慧智能综合服务平台
人卫官网	www.pmph.com	人卫官方资讯发布平台

世界卫生组织成人和青少年癌痛药物治疗和放射治疗管理指南

Shijie Weisheng Zuzhi Chengren he Qingshaonian
Aitong Yaowu Zhiliao he Fangshe Zhiliao Guanli Zhinan

主　　译：李金祥
出版发行：人民卫生出版社（中继线 010-59780011）
地　　址：北京市朝阳区潘家园南里 19 号
邮　　编：100021
E - mail：pmph @ pmph. com
购书热线：010-59787592　010-59787584　010-65264830
印　　刷：北京盛通印刷股份有限公司
经　　销：新华书店
开　　本：710×1000　1/16　印张：8
字　　数：152 千字
版　　次：2021 年 8 月第 1 版
印　　次：2021 年 8 月第 1 次印刷
标准书号：ISBN 978-7-117-31792-4
定　　价：45.00 元
打击盗版举报电话：010-59787491　E-mail：WQ @ pmph. com
质量问题联系电话：010-59787234　E-mail：zhiliang @ pmph. com

致谢

本指南由世界卫生组织非传染性疾病、残疾、暴力和伤害预防管理局编写；基本药物和卫生产品局、服务保障和安全局、精神卫生和物质滥用局，以及东地中海区域办公室和非传染性疾病管理局等也参与了编写。这些部门的代表组成了本指南的制定指导小组。

技术负责人：Cherian Varghese 博士。

世界卫生组织指导小组成员：Marie-Charlotte Bouesseau，Nicolas Clark，Andre Ilbawi，Taskeen Khan，Nicola Magrini，Slim Slama。

世界卫生组织非传染性疾病、残疾、暴力和伤害预防管理局要感谢指南制定小组（Guideline Development Group，GDG）成员对指南编撰所给予的奉献、热情和专业知识。

指南制定小组（GDG）成员：成员包括 Gauhar Afshan，Zipporah Ali，Chioma Asuzu，Eduardo Bruera，Jim Cleary[1]，Malcolm Dobbin，Kathy Foley，Harmala Gupta，Eric Krakauer[2]，Philip Larkin，Diederik Lohman，Sebastien Moine，Hibah Osman，Lukas Radbruch，MR Rajagopal，Paul Sebastian，Nandi Siegfried，Catherine Stannard，Jane Turner，Verna Vanderpuye，Verna Walker-Edwards。

本指南感谢外围评审组（External Review Group，ERG）为指南同行评审所作的贡献。

外围评审组（ERG）成员：成员包括 Samy Alsirafy，Roger Chou，Michel Daher，Beena Devi，Julia Downing，Andy Gray，Parmanand Jain，Brian Kelly，Emmanuel Luyirika，Geoff Mitchell，Anil Paleri，Tania Pastrana，Nguyen Thi Phuong Cham，Maggie Watson.

还应该特别感激指导方法学家和 GDG 会议的联合主席 Nandi Siegfried 博士，由 Ethan Balk 博士领导的布朗大学系统性回顾团队，以及由 Georgia Salanti 博士和 GDG 会议联席主席 Eduardo Bruera 博士领导的伯尔尼大学的网络荟萃分析团队。为了确保审查和指导方针的高品质和及时性，所有人都付出了额外的努力。

系统评估小组成员：成员包括 Ethan M Balk（Lead），Gaelen P Adam，Mengy-

---

[1] 代表威斯康星州-麦迪逊大学疼痛与政策研究组的 Jim Cleary 在首次新闻会议上是一位观察员。其后，他被指任作为 GDG 的一名委员。

[2] Eric Krakauer 首次被指任为指南发展程序 WHO 核心委员会的一名委员；随后，他从 WHO 指任的作为一名 GDG 的委员岗位离职。

3

致谢

ang Di，Hannah J Kimmel，Matthew Olean，Jessica K Roydhouse，Bryant Smith，Andrew R Zullo。

网络荟萃分析团队成员：成员包括 Georgia Salanti（Lead），Orestis Efthimiou，Adriani Nikolakopoulou。

由 Susan L Norris 博士领导的世界卫生组织指南审查委员会秘书处在指南制定全过程中对 GDG 给予了支持。

Joel Tarel，Angela Baffoe 和 Sophie Schmitt 为文档的设计和排版提供了行政支持和良好的设计信息。

本指南是在世界卫生组织非传染性疾病、残疾、暴力和伤害预防管理局主任 Etienne Krug 博士领导下制定的。直到 2016 年 7 月，指南的技术负责人是 Belinda Loring 博士和 Cherian Varghese 博士，另外还由 Lee Sharkey 先生、Eric Krakauer 博士和 Taskeen Khan 博士进行协调和撰写。

缩写词和首字母缩略语

AFR	African Region 非洲地区	
AMR	Region of the Americas 美洲地区	
BPI	Brief Pain Inventory 简易疼痛评估量表	
CND	Commission on Narcotic Drugs 麻醉性药品委员会	
CPOT	Critical Pain Observation Tool 重症患者疼痛观察工具	
DOI	Declaration of Interests 利益申明	
ECG	electrocardiograph 心电图	
EMR	Eastern Mediterranean Region 东地中海地区	
ERG	External Review Group 外围评审组	
g	gram 克	
GDG	Guideline Development Group 指南制定小组	
GFR	glomerular filtration rate 肾小球滤过率	
GRADE	Grading of Recommendations Assessment, Development and Evaluation 正式提案分析、制定和评估的分级	
h/hr	hour(s) 小时	
HR	hazard ratio 危害率	
INCB	International Narcotics Control Board 国际麻醉药品控制局	
INN	International Nonproprietary Name 国际非专利药名	
IPOS	Integrated Palliative care Outcome Scale 整合姑息关怀效果量表	
kg	kilogram 千克	
L	litre 升	
mg	milligram 毫克	
min	minute(s) 分钟	
ml	millilitre 毫升	
NCD	noncommunicable disease 非传染性疾病	
NGO	nongovernmental organization 非政府组织	
NMA	network meta-analysis 网络荟萃分析	
NSAIDs	non-steroidal anti inflammatory drugs 非甾体抗炎药	
PACSLAC	Pain Assessment Checklist for Seniors with Limited Ability to Communicate 针对沟通能力有限的老年人的疼痛评估清单	
PAINAID	Pain Assessment in Advanced Dementia 晚期痴呆患者疼痛评估量表	

PICO	population, intervention, comparator and outcome 人群, 干预, 对比者和效果
PO	by mouth 口服
p. r. n.	as needed 按需要
q1h	every hour 每小时一次
q4h	every 4 hours 每 4 小时一次
q6h	every 6 hours 每 6 小时一次
q8h	every 8 hours 每 8 小时一次
q12h	every 12 hours 每 12 小时一次
RCT	randomized controlled trial 随机对照试验
RR	relative risk 相关风险
SC	subcutaneous 经皮下
SEAR	South-East Asia Region 东南亚地区
SRE	skeletal-related event 骨骼相关事件
TD	transdermal 经皮吸收
WHO	World Health Organization 世界卫生组织
WPR	Western Pacific Region 西太平洋地区

目录

目录

目录

撰写摘要

背景介绍

癌症是全球范围内引起疾病发病率及死亡率的主要原因,2018 年新增患癌患者 1 810 万例,死亡 960 万例,明显地增加了患者、家属、社区和卫生系统的负担。55% 接受了抗癌治疗的患者和 66% 晚期的、转移性的癌症患者,或终末期疾病的患者均会出现疼痛。

癌性疼痛处理的目标是将疼痛缓解至可以接受的生命质量状态。《世界卫生组织成人和青少年癌痛药物治疗和放射治疗管理指南》旨在于为健康执业者对癌症患者的治疗提供循证的指导,指导他们应用适当的方法为包括老年人在内的成年人和青少年的癌性疼痛进行初始和其后的维持治疗。这些指南可以作为国家指南的依据和基础,也可应用以患者为中心的整合方法,将癌性疼痛处理和对癌症患者的治疗纳入初级卫生关怀项目。

指南的目的

这些指南的目的包括:

为健康执业者(即这些指南的终端应用者:医生、护士、药剂师和其他照护人员)提供适当缓解或治疗成人和青少年癌症相关疼痛的处理指导。

帮助政策制定者、项目管理者和公共卫生管理人员制定和促进阿片类药物的合理应用的平衡政策,并制定有效和安全的癌性疼痛应用药物处方规定。

指南的范围

指南的范围包括对癌性疼痛的药物学治疗和放射学治疗。麻醉学的、心理学的、社会的、心灵的、物理的治疗和外科手术等方式的癌性疼痛处理方法被整合进入整体癌性疼痛治疗的范围,并在本文件中进行讨论,但是不将这些纳入指南的范围中。

本文件中的临床指南和正式提案分为 3 个重要部分:

1. 癌性疼痛镇痛药物:强调镇痛药物的选择,特别是在选择初始疼痛缓解的药物和选择疼痛缓解后维持镇痛的阿片类药物等重要的层面,包括优化选择救援用药、给药途径、阿片类药物的轮换和停止应用阿片类药物。

2. 癌性疼痛治疗的辅助类药物：包括类固醇激素类药物、抗抑郁类药物和抗惊厥类药物等作为辅助类药物的应用。

3. 骨转移相关疼痛的处理：包括应用双膦酸盐类和放射治疗等处理骨骼转移所致的疼痛。

随着指南的颁布，将制定一系列的相关的原则和方法，用于配套实施服务输送所涉及的各个层面，包括世界卫生组织（WHO）关于癌性疼痛评估的指导原则。

指南制定的流程及决策

这些指导原则的制定过程遵循了世界卫生组织指南制定手册的框架，涉及：

1）指南制定小组（Guideline Development Group，GDG）的团队；

2）经 GDG 成员和同行评议者通过的利益申明（Declaration of Interests，DOI）；

3）现有证据的识别、采集、评价和合成整理；

4）从所有相关参与者处采集并输入信息资料，形成正式提案；

5）编制文件和推广计划。

GDG 是一个代表世界卫生组织各不同领域的国际专家小组。针对每个关键问题，在多个数据库中进行一系列系统的交叉审查，并编制了有关提议、分析、制定和评估的分级循证的文件。

这些正式提案是由 GDG 制定的，世界卫生组织提供了技术和行政管理层面的支持。采用对相关提议分析、制定和评估的分级方法将支持证据的质量分为高、中、低和极低等评级。GDG 充分考虑到针对癌性疼痛患者的相关处理的提案，考虑了每种干预措施的受益与损害的平衡、患者的价值观及优先选择、经费的开支和资源的使用，以及低收入和中等收入国家卫生保健提供体系的其他相关的实际问题。

针对个体化的干预措施制定了正式提案，但 GDG 成员认为这些干预措施最好作为整合关怀计划的一部分进行实施，包括在初始缓解疼痛之前的全面疼痛评估和持续监测疼痛的变化，并酌情根据疼痛调整药物的剂量和对药物的选择。

正式提案

癌性疼痛的镇痛治疗	
疼痛缓解的初始治疗	**正式提案** 对于成人(包括老年人)和青少年的癌症相关的疼痛,非甾体抗炎药(NSAIDs)、对乙酰氨基酚和阿片类药物等都应该在初始阶段的疼痛治疗中就应用;无论单用或联合应用均可,具体方案要根据临床的疼痛评估和疼痛严重程度来制定,以便尽可能获得快速、有效和安全的疼痛控制(强烈推荐;低质量级证据)。 **评述** 应该依据所评估到的疼痛程度,应用与之相适应的恰当的镇痛药物,开始对患者进行治疗。 轻度疼痛的镇痛药物(对乙酰氨基酚,非甾体抗炎药)不应该单独用作中度或重度疼痛的初始治疗药物。如果疼痛严重程度应用数字量表或视觉模拟疼痛评估量表测定为重度,对患者的治疗一开始就可以联合应用对乙酰氨基酚和/或非甾体抗炎药与阿片类药物,如口服吗啡。
阿片类药物疼痛缓解的维持治疗	**正式提案** 对于成人(包括老年人)和青少年癌症相关的疼痛,根据临床评估和疼痛的严重程度,任何阿片类药物都可酌情应用于疼痛缓解的维持治疗(单独应用或联合应用非甾体抗炎药和/或对乙酰氨基酚),以便于获得持续、有效和安全的疼痛控制(强烈推荐;低质量级证据)。 **评述** 应用阿片类药物的正确剂量是将患者的疼痛缓解到能够接受的程度的剂量。患者对阿片类药物的反应存在个体化差异,药物对患者的有效性也存在差异。
	正式提案 只要有能够口服药物的可能性,就应该应用定时剂量的即释口服吗啡,或者应用定时剂量的缓释吗啡来维持有效和安全的镇痛缓解。无论哪种剂型(片剂、口服液或栓剂),即释口服吗啡应该应用为救援药物(强烈推荐;中等质量级证据)。 **评述** 即释口服吗啡是对具有需求的所有患者都必须提供的药物,并且是容易买得到和可以买得起的药物。任何可能的情况下,缓释吗啡也是一种应该提供和可以购买得到的药物,并作为一种即释口服吗啡的额外补充;但是,不能够替代即释口服吗啡。

续表

癌性疼痛的镇痛治疗	
	最好的实践说明 当不可能口服或透皮途径给予阿片类药物时,首选皮下途径给予药物,然后才选择肌肉内注射途径,因为皮下给予的途径对患者只有较轻的疼痛。
停止应用阿片类药物	**最好的实践说明** 如果患者应用阿片类药物治疗疼痛过程中产生了躯体的依赖,就应该逐渐减少阿片类药物的剂量,并注意避免戒断症状。
癌性疼痛治疗的辅助类药物	
类固醇类激素	**正式提案** 针对成人(包括老年人)和青少年癌症相关的疼痛,当其有指征时,可以应用辅助类药物,如类固醇激素以获得疼痛控制的目的(强烈推荐;中等质量级证据)。 **评述** 总的原则,处方类固醇激素应该只应用尽可能短的时间。 癌性疼痛应用激素的最佳剂量取决于临床的多种因素,包括疼痛的部位和类型、感染是否存在或风险、疾病的阶段、糖尿病的存在和关怀的目标,以及其他的临床相关因素等。 当治疗癌痛,或者部分由肿瘤周围水肿引起的并发症时,优先选择含盐最少的皮质激素作用的类固醇激素。
骨骼转移性相关疼痛的治疗	
二膦酸盐类	**正式提案** 对于具有骨骼转移的成人(包括老年人)和青少年患者,应用二膦酸盐类可以预防和治疗骨骼疼痛(强烈推荐;中等质量级证据)。
放射治疗	**正式提案** 对于具有骨转移性相关疼痛的成人(包括老年人)和青少年患者,当其具有放疗指征和具备放疗的设备时,可应用单剂量放射治疗(强烈推荐;高质量级证据)。 **评述** 此正式提案适用于已经出现疼痛的骨转移患者;不适用于无疼痛性骨转移的患者。

GDG 已认可其他已经建立存在的治疗癌痛的各种方法,但关于有效性的证据是有限的。有关那些临床实践方法,临床医生可以酌情进行个体化治疗试验;如果疼痛治疗没有改善,就应该停止用药。理想的方法是,只要有可能扩大循证研究,符合条件的患者应该纳入临床试验。试验内容涉及抗抑郁类药物、抗惊厥类药物、阿片类药物的轮换和目前已建立的临床治疗方案。但是,这些方法和药物对于治疗癌痛的疗效的证据仍然缺乏。

1 导论

癌症是世界范围内引起发病率和死亡率的主要原因,2018 年新增癌症 1 810 万例,死亡 960 万例[1]。

55% 接受抗癌治疗的患者、66% 晚期和转移性癌症患者,或终末期疾病的患者都经历过疼痛[2]。由癌症引起的疼痛的生理机制有多种。疼痛是一种不愉快的感觉和情绪的痛苦体验,与实际存在的或潜在的组织损伤相关,或者用疼痛的术语来描述所遭受的损伤[3]。癌症和疼痛也会引起心理的痛苦,如焦虑、抑郁、恐惧;而焦虑和抑郁可以反过来促发和加剧疼痛。

疼痛治疗的目标是将疼痛缓解到可以接受的生命质量水平。这些指导原则主要针对癌症直接损伤引起的疼痛,如软组织扩散、内脏受损、骨骼浸润、神经压迫或损伤、颅内高压,或者所有这些改变的合并损害(表 1)。其他类型的癌症相关的疼痛可能由治疗的副作用所引起,比如外科手术期间神经受损伤、化疗所致周围神经病变、肌肉痉挛、淋巴水肿、便秘或褥疮。这些类型的疼痛不属于本指南的范围。

表 1　根据神经学机制划分的癌性疼痛的分类

类型			神经学机制	举例
感受伤害性疼痛	内脏		正常感觉神经末梢的疼痛感受器受刺激	肝包囊受牵拉
	躯体			骨骼转移
神经病理性疼痛	神经受压迫		神经纤维和神经元受刺激	由于脊柱椎体的转移,L_4,L_5 或者 S_1 神经根受压迫引起的坐骨神经疼痛
	神经损伤	周围性	降低感觉神经放电阈值(传入神经阻滞性疼痛)	臂丛神经受肿瘤浸润或破坏
		中枢性	中枢神经系统受损伤	脊髓受肿瘤的压迫
		混合性	周围和中枢神经损伤	不缓解的周围神经性疼痛是由于中枢敏感化所引起
	交感神经性功能停滞持续状态		交感神经系统功能障碍	骨折或其他创伤所致的慢性局部性疼痛综合征

癌症患者可能在疾病的各个阶段都需要缓解疼痛,而不仅仅是在生命末期。在病程早期引入姑息关怀,通过以患者为中心的方法,同时辅以疾病的干预性治

疗,可以获得更好的症状处理效果[4]。由于早期诊断和癌症治疗的改善,癌症患者可以活得更长久。尽管如此,在许多医疗场所,癌症患者往往已经发展到晚期,任何疾病的干预性治疗可能都是无效的或不可行的。对于这些患者,优先的治疗选择方案是姑息关怀和必要时的疼痛缓解。

癌性疼痛治疗的主流是药物的干预,但放射学治疗、麻醉学、神经外科学、心理、物理性治疗、心灵的和社会等干预都会在整体的癌性疼痛处理中发挥重要的作用。

疼痛缓解和姑息关怀是一个全民医疗覆盖的重要使命。然而,最近报道估计2015年有2 550万人死于严重健康相关的痛苦[5]。专家意见和来自一些低收入国家的经验数据表明,在低收入的国家和地区治疗覆盖率通常较低,或者根本就没有治疗,数据提示大约有80%的癌症濒死患者遭受平均90天的中度或重度的疼痛[5]。因此,癌痛是造成不必要的痛苦的主要原因。

每个人都有权享受到最高标准的可及的躯体和心理的健康关怀;同时,国家有义务"采取各种措施去创造条件以保证在人们患病时能获得所有的医疗服务和医疗照护"[6]。这就包括姑息关怀和获得足够的疼痛缓解的处理。国际药物管理公约指出:"麻醉性药品的医疗应用对缓解疼痛和痛苦症状的控制是必不可少的,必须满足充足的供应,以确保麻醉性药品缓解疼痛和痛苦需求的可及性"[7]。姑息关怀和缓解疼痛是全民健康的基本卫生服务的要素[8]。

尽管这是一个人权的问题和国家的法津义务,但许多患者并没有获得他们所需要的疼痛缓解。2006年,据估计有55亿人(占世界人口的83%)生活在缺乏或没有恰当疼痛治疗的国家[9]。阿片类药物是治疗中重度癌性疼痛的基本药物。尽管口服吗啡被列入世界卫生组织(WHO)基本药物标准清单中,以及被纳入基本的、重要的非传染性疾病(noncommunicable disease,NCD)的初级健康关怀药物清单中[10],但据2015年的报道只有43%的国家可以在公共卫生部门的初级保健机构购买到吗啡[11]。这一态势存在着很强的经济收入的梯度,据报道,77%的高收入国家通常都容易购买到口服吗啡,而低中等收入和低收入国家则分别为15%和13%能够购买到口服吗啡[11]。有效的指南对于缓解这种可预防的癌性疼痛的流行病学现状是必要的。

当大多数国家的患者正遭受不合适的疼痛,或者购买不到阿片类镇痛药物时,在最近的20年中却观察到美国阿片类药物过量的流行病学现状[12,13]。由药品制造公司主导的不恰当的阿片类药物处方市场[14]和由医疗执业者不慎重开具的不合理的处方,导致阿片类滥用性疾病的灾难;并且推测由阿片类引起的呼吸抑制已经扩大和流行[15]。

以上述问题为依据制定癌性疼痛的全球治疗指南需要在保证患者和非患者安全的同时,能够充分地处理由于癌症引起的活动性疼痛。国家经验表明,通过适当的措施和指南可以平衡这些目标[16]。

前世界卫生组织癌性疼痛指南,名为《癌性疼痛缓解》[*Cancer pain relief* (1986)][17],《用于指导阿片类药物可及性和癌性疼痛缓解》[*Cancer pain relief with a guide to opioid availability* (1996)][18],《儿童的癌性疼痛缓解与姑息关怀》[*Cancer pain relief and palliative care in children* (1998)][19],制定了重要的多项学术的提案,正是这些提案为癌性疼痛处理建立了全球化的标准。然而,仍然存在若干原因需要更新指南:

(1) 1986年和1996年的指南是根据世界卫生组织专家委员会的报告制定的。现在,世界卫生组织的指南以证据为基础,应用标准化、有质量保障的方法进行循证评估和做决策。

(2) 临床实践不断进展,经验不断累积。世界卫生组织镇痛阶梯于1986年引入并在全球范围内传播,至今仍被认为是一种有用的教育工具,但并非癌性疼痛治疗的精准方案[20]。三阶梯是在1986年提出的,其前提是基于医生和卫生关怀执业人员应该学会如何熟练应用几类药物。现在有了新的疼痛评估方法、干预措施和新的服务方法,而1996年没有这些内涵[21-23];并且为疼痛评估建立了新的工具(见**附录1**)。

(3) 指南同时也是一种需求,适合于中低等收入国家现实的癌痛治疗状况,为其提供指导。特别是对于阿片类镇痛药的使用指引十分重要,因为在许多低收入和中等收入国家,阿片类镇痛药的可及性和应用知识仍然匮乏。

(4) 建立和更新指南是为应对不断增长的流行病学的迫切需求,全球癌症发病率不断攀升,社会人口老龄化,临床实践的改善必须力求应对现实的挑战。关于癌性疼痛治疗的新指南旨在改善全球临床实践,并为所有具有癌痛需要镇痛的患者消除障碍。

2 指南的目标及受益对象

这些指南的预定受益对象包括：健康关怀提供者、内科医生、护士、药剂师和护理人员、政策和项目负责管理人员、公共卫生官员和培训教育者。这些指南的目标是：

（1）为健康关怀提供者（即这些指南的终端应用者：内科医生、护士、药剂师和护理人员）提供管理指南，以便恰当缓解成人和青少年癌症相关的疼痛或治疗相关的疼痛。

（2）为政策制定者、项目管理者和公共卫生执法人员提供帮助，以便创建和改善有关阿片类药物的合理应用与处方规则的恰当的平衡政策，以获得有效和安全的癌性疼痛治疗。

这些指导方针是世界卫生组织为帮助卫生健康关怀执业者和公共卫生官员推动培训、提高关于适当缓解疼痛的知识和信心的所做的努力的一部分。通过传播和应用这些指南，希望增加可及的、有效的和安全的疼痛缓解措施，使数以百万计的遭受癌性疼痛的成人和青少年能够获得治疗，这是他们应有的基本权利（这个指南的实施将能使遭受癌痛的患者受益）。如果将指南用于姑息关怀的整体框架内，作为成人和青少年癌性疼痛处理的指南将有助于实现全民健康覆盖。

3 指南的范围

　　药物治疗和放射治疗干预是癌性疼痛治疗的主要措施。这些指南聚焦在癌性疼痛的医学处理,并就癌性疼痛处理的药物治疗和放射治疗的方法制定提案。麻醉的、心理的、社会的、心灵的、物理治疗的和外科方式的癌性疼痛处理都应该整合进入整体的癌性疼痛管理,本文件拟对此进行讨论,但不纳入指南的范围。

　　这些指南涵盖成年人(包括≥60岁的老年人)和青少年(10～19岁)的癌性疼痛管理,对他们的癌性疼痛处理应该包括在所有保健系统的任何层面,从专业化的癌症中心到社区初级卫生服务中心和居家的服务都应该开展癌痛的缓解服务。这些提案和建议适用于所有医疗场所的所有范围层面的服务。

4 指南制定所应用的方法

附录2提供了指南制定过程的全部方法，包括系统性回顾和审查方法。

概括来说，指南制定小组（GDG）于2016年7月28日至29日召开会议，提出和概述了指南问题的范围，然后于2017年11月20日至21日再次召开会议，审议、确立并制定出13个关键的临床问题提案。这些问题是先前的重要争议，包括癌性疼痛缓解的初始和维持治疗的最佳的药物选择、暴发性疼痛的处理、辅助类药物的应用（包括类固醇激素、抗惊厥类药物和抗癫痫类药物等），这些问题都是用以进行癌性疼痛的缓解和骨痛的最佳治疗的至关紧要的问题。临床相关问题的全部细节见**附录4**。

预先由独立的评审小组对每个问题进行系统性的评审，并在会议前与GDG成员分享共商。这个方法包括一项网络荟萃分析（network meta-analysis，NMA），对比用于处理癌性疼痛的镇痛药物的不同组别和分类。

根据患癌痛的患者的体验和观念所得出的每个结果的重要性，GDG成员进行评分和排序，分为"不重要的"（1~3），"重要的"（4~6）或"极重要的"（7~9）。被评定为极重要的结果包含在最后的GRADE（正式提案分析、制定和评估的分级）证据概况表中，这些表被提交给GDG，以确定受益和潜在危害之间的平衡。**附录2**概述了为检索证据、评估和合成所采取的步骤。

针对干预措施要制定的提案，采用了《世界卫生组织指南制定手册》（*WHO hanbook for guideline development*）中定义的分级方法，用以对每项系统性评估（分类为很低、低、中等或高）所产生的证据的总体质量进行评级。

从患者的意愿考虑决定干预的价值和选择的优先。由充分考虑其可及性的GDG成员讨论患者的意愿，参与讨论的GDG专家都在该领域内具有丰富的经验。

在考虑资源的应用时，要求GDG提供药品价格，能够提供世界各地药品的可及性和药品价格的相关知识。尽管尚未进行正式的成本效益研究，但GDG考虑到了每项提案在可能降低住院和发病率方面的长期效益。

GDG为健康关怀者就有关可接受的干预措施和实施提案的干预措施提供了他们自己的经验和观察，特别是在资源匮乏或缺少的地区。同样，通过在GDG内部的讨论，认真考虑了提供公平干预的作用。尚未对患者或健康关怀者进行正式的调查。

基于证据的议定质量，并考虑到患者的价值观和选择的优先、在健康关怀系统领域干预的可接受性和可行性、对公平公正的潜在影响和资源的可能影响等，

GDG 在确定提案的方向(无论是赞成还是反对的干预)和做出强烈或依条件而定的提案时,均对每个干预进行受益-风险评估。在对特殊问题的评估缺乏任何证据时,GDG 选择不做相关提案。

　　对于证据不足或仍然缺乏证据的某些问题,GDG 认可现有的已经存在临床实践,但没有制定支持或反对这些临床实践的提案。对于上述的这两个问题,考虑到当前实践中的潜在受益和缺乏任何可观察到的危害,制定了最佳实践方案。对于那些损害或缺乏疗效等方面的问题不太确定,特别是对癌性疼痛患者,GDG 主张临床医生对患者进行个体化的治疗试验,并评估相应的反应。理想的情况下,只要有可能就鼓励临床医生将符合条件的患者纳入临床试验,以确认有效性和寻找证据基础。

　　处理管理利益冲突的方法是要求所有 GDG 成员在会议前填写一份世界卫生组织利益冲突(Conflicts of Interes,COI)表格,并在全体 GDG 面前宣布。**附录 4** 报告了 GDG 成员申报的相关利益。世界卫生组织认为所宣布的任何利益都不存在冲突。世界卫生组织关于 COI 的政策自始至终都得到充分实施。

5 癌性疼痛处理——指导原则

制定指南的 GDG 和相关人员决定,由会议提出的所有提案将被作为有效的保健系统的重要原则和最佳临床实践被强化和完善。

5.1 最佳疼痛治疗的目标是将疼痛缓解到能够接受的生活质量状态

虽然临床上应该尽可能更好地缓解癌症患者的疼痛,但不可能完全消除所有患者的疼痛。因此,疼痛治疗的目标是将疼痛减轻到患者能够接受的生活质量状态,即患者能接受的水平。应该权衡镇痛的受益与不良反应和过量服用的风险,阿片类过量可能导致呼吸抑制,应保持受益与负担的平衡。

不应该过早的作出"难治性疼痛"的诊断,因为"难治性疼痛"有可能是由于缺乏药物的可及和优良的疼痛治疗方案。当遵循疼痛治疗指南的原则和方法时,对疼痛的侵入性干预,如神经阻滞,可能是不必要的。

5.2 患者的全面评估应用于指导治疗,识别个体化的疼痛体验和表达疼痛方式的不同

癌性疼痛处理的第一步应该是对患者进行评估。评估应尽可能全面进行,将患者的舒适度纳入整体评估的范畴,还应该包括详细的病史、体格检查、心理状况的评估,应用适当的疼痛测评工具评估疼痛的严重程度,并且按照指定的诊断程序去确认疼痛。在所有的医疗场所特别是初级保健中心,应积极主动地早期识别潜在癌性疼痛的患者[24]。评估和定期再评估是确保治疗恰当和安全的关键,也是在患者的治疗计划的全过程中尽量减少和处理不良反应的关键[25]。

附录 1 提供了特殊患者群体疼痛评估量表的样本。

5.3 必须确保患者、照护者、健康关怀提供者、社区和社会的安全性

供应镇痛药物缓解癌性疼痛可能在较广泛范围内给患者、家属和社会的安全性带来风险。因此,在癌症治疗的医疗机构中对阿片类镇痛药物进行恰当有效的管理,对确保患者的安全和降低药物向社会流弊的风险至关重要。健康关

怀提供者的安全也可能面临风险,特别是如果他们被强迫从事违法活动,受威胁为他人获得药物,或者他们自己也会滥用药物等,这些都是严重的危险。

对患者的评估应该密切注意细节,特别是患者的心理病史、阿片类药物服用的方式和其他任何药物应用的历史,以识别不恰当危险因素和影响临床决策的药物应用混乱的现象。

家庭中阿片类药物的储放存在风险,儿童、青少年和其他家庭成员可能滥用药物,或无意中过量应用阿片类药物。安全、妥善地贮存阿片类镇痛药应该加强在家庭层面的管理,并对安全处置或对不再需要的阿片类药物回收进行严格管理,强调在生命结束时或不再需要时将未使用的阿片类药物退回到药房,建立起相关规章制度。

5.4 疼痛处理计划包括药物治疗,还应该包括心理的和心灵的关怀

疼痛是一个生物学的、心理的、社会的、文化的和心灵的等多因素反应构成的产物。因此,虽然药物干预是癌性疼痛治疗的主流,但社会心理的关怀也是综合治疗计划的重要元素。健康关怀团队在制定患者治疗计划时应包括社会心理层面的关怀,要为患者及其家属提供支持性的和文化上的适度的咨询服务。治疗计划应考虑对患者和家属的信仰提供适当的心灵咨询。癌症患者可能会经历抑郁、恐惧和焦虑的痛苦。非常焦虑或抑郁的患者应根据他们的心理需求接受适当的心理治疗;因此,对疼痛的干预计划可能是药物治疗,也可能是其他治疗,并非只是止痛药物。如果不治疗疼痛的心理和躯体方面的痛苦,疼痛可能仍然是难治性的。

5.5 包括阿片类药物在内的镇痛药物,必须是可及性的:即可购买得到和购买得起

阿片类镇痛药物是恰当的治疗中重度癌痛的必不可少的药物。然而,在大多数低等和中等收入的国家,阿片类镇痛药物的可及性和有效性是很差的。恰当的疼痛缓解的障碍包括:监管和法规障碍、态度和知识障碍、经济和采购障碍[26]。解决所有这些障碍将是一个国家增加恰当的疼痛缓解所必需的。在许多医疗场所,除非政策改变以便人们能够获得足够的止痛药物,否则癌性疼痛治疗将是不可能的。这些障碍要得到整体上的解决,才能够确保国家控制麻醉性镇痛药物的政策平衡(2011)[27]。临床和政策指南应相互补充和完善,以增加对管制的止痛药物的整体可及性。**附录5**列出了关于阿片类镇痛药供应的可及性的

国际公约。

5.6 应用镇痛药物的原则方法应该是"经口服","按钟点","针对个体化"和"注意细节"

经口服给药:

只要有可能,镇痛药物就应该经口服给予。

按钟点给药:

镇痛药物应该按照适当的固定间隔时间给予。剂量应逐渐增加直到患者感到舒适为止。下一次给药应在先前给药作用消失之前服用。

针对个体化用药:

如前述第 2 项所提及的那样,对个体化患者的疼痛处理需要仔细的评估,并对疼痛类型进行鉴别诊断(如感受伤害性的躯体疼痛或感受伤害性的内脏疼痛,或神经病理性疼痛),确定疼痛的发生部位,做出最佳治疗的决定。正确的剂量是缓解患者的疼痛到患者可以接受的状态。

先前世界卫生组织的指南包括疼痛治疗阶梯,该阶梯被广泛用于癌症治疗的社区(见网站:http://www.who.int/cancer/palliative/painladder/en/)。然而,疼痛治疗阶梯仅仅只是疼痛处理的一般性指南(**附录 1**)。

关于阿片类药物,患者的反应可能因患者的个体化和对不同药物的反应而有差异。有时,不良反应或患者的选择可能会阻碍剂量的增加。因此,如果多种阿片类药物是可及的,可以根据个体化的需求进行有效的选择,因为每种药物都只有轻微的不同性质。至关重要的是,口服即释吗啡和注射吗啡应该总是可及的和可以购买得到的药物。

注意细节:

一天中的第一次和最后一次剂量应该与患者睡醒的时间和睡觉的时间相协同一致。在理想情况下,患者的止痛药物方案应该被完整地写在药物表上,以便患者及其家属参照使用,该药物表上的记录内容应该包括药物的名称、使用的原因、药物的剂量和给予药物剂量的间隔时间。应该提醒患者注意他们服用的每一种药物可能产生的不良反应。

5.7 癌性疼痛处理应该整合作为癌症治疗的一部分

　　癌性疼痛处理应该整合进入癌症治疗计划之中,必要时贯穿在癌症连续治疗的全过程,包括当患者尚未进入疾病终末期的各种干预。治疗应该从给予患者关于导致疼痛原因的容易理解的解释开始。如果患者仍然有疼痛,应同时进行抗癌治疗和缓解癌痛的药物治疗。

6 成人和青少年癌性疼痛药物治疗和放射治疗正式提案

以下部分介绍了 GDG 专家的正式提案和基本原理。

为了便于参考,指南中的正式提案包括所涉及的各种类型的药物,将其列于**表 2** 中。

表 3 列出了不同收入水平国家的一些基本止痛药物的费用,而**附录 6** 包含了癌性疼痛处理的药物学原则。

表 2 癌性疼痛处理的药物组别和分类,以及具体的举例

药物组别	药物分类	药物举例
非阿片类药物	对乙酰氨基酚	对乙酰氨基酚口服片剂和口服溶液 直肠栓剂,注射液
	非甾体抗炎药	布洛芬口服片剂和口服溶液 酮咯酸口服片剂和酮咯酸注射液 阿司匹林口服片剂和直肠栓剂
阿片类药物	弱阿片类药物	可待因口服片剂、口服溶液和注射液
	强阿片类药物	吗啡口服片剂、口服溶液和注射液 氢吗啡酮口服片剂、口服溶液和注射液 羟考酮口服片剂和口服溶液 芬太尼注射液、透皮贴剂和黏膜锭剂 美沙酮口服片剂、口服溶液和注射液
辅助类药物	类固醇类激素	地塞米松口服片剂和注射液 甲泼尼龙口服片剂和注射液 泼尼松龙口服片剂
	抗抑郁类药物	阿米替林口服片剂 文拉法辛口服片剂
	抗惊厥类药物	卡马西平口服片剂和注射液
	二膦酸盐类药物	唑来膦酸注射液

表3 2015年不同收入水平的国家,用于疼痛处理的基本药物的医院价格(以美元计)

药物	低等收入国家 (卢旺达)	低中等收入国家 (越南)	中高等收入国家 (墨西哥)
即释口服吗啡片剂 10mg	0.13	0.09	0.11
吗啡注射液 10mg/安瓿	1.17	0.13	7.73
地塞米松注射液 4mg/安瓿	0.13	0.04	0.27
阿米替林片剂 25mg	0.01	0.01	0.03
对乙酰氨基酚片剂 500mg	0.01	0.02	>0.01

资料来源:经允许改编自 Knaul et al. 2018[5]。

6.1 癌痛缓解的初始治疗

本节为关键的临床问题给出了提案,支持证据和基本原理,以便确定癌性疼痛患者在开始止痛时选择应用最佳的药物(见**附录4**问题的详细描述)。在确定范围的会议上 GDG 论定,仍存在不确定性问题,如镇痛的初始阶段是否应该包括非甾体抗炎药(NSAIDs)、对乙酰氨基酚或阿片类药物,是单独应用还是联合应用等。进行一个网络荟萃分析(NMA)的意图是允许进行直接和间接比较,但是仅有很少的对比试验是合格的,进行 NMA 也不可能。

正式提案

针对成人(包括老年人)和青少年癌症相关的疼痛,为了达到快速、有效和安全的疼痛控制,非甾体抗炎药、对乙酰氨基酚和阿片类药物通常应该在疼痛治疗的初始阶段就应用,单独应用或联合应用要根据临床评估和疼痛程度(强烈推荐;低质量级证据)。

评述

开始给患者镇痛治疗时应该使用一种与他们的疼痛类型和严重程度相适合的镇痛药物。

轻度疼痛镇痛药物(对乙酰氨基酚,非甾体抗炎药)不应该在治疗中度或重度疼痛时单独使用。如果用数字量表或视觉模拟疼痛评估量表评估提示疼痛的程度为重度,便可以开始联合应用对乙酰氨基酚和/或非甾体抗炎药物与阿片类药物(如口服吗啡)为患者缓解疼痛。

重要的思考

对乙酰氨基酚、非甾体抗炎药、吗啡及其他阿片类药物几十年来被认为是癌性疼痛治疗的主流药物,这一共识至今保持不变[28-30]。对乙酰氨基酚、布洛芬和若干种阿片类药物被列入世界卫生组织的疼痛和姑息关怀的基本药物标准清单。尽管已知患者对某种特定的镇痛药物的反应存在临床的个体化差异,但为成人、青少年和老年癌性疼痛患者提供一系列理想的阿片类镇痛药物应该是方便和可及的。

不鼓励应用阿片类和非阿片类药物的混合固定制剂,因为不具备单独滴定所含的每种镇痛药的疗效,并且暴露在高风险之中,非阿片类镇痛药物,如对乙酰氨基酚或布洛芬的高剂量具有潜在的毒性。

证据的摘要

证据来自 5 项试验的配对比较,尽管疼痛治疗初始阶段和维持治疗阶段两者间的患者没有显著性差异。证据包含的内容基于所有 5 项试验,这些实验包括初用强阿片类药物的癌痛患者(或一开始就应用阿片类药物治疗)。这些研究评估了丁丙诺啡、芬太尼、吗啡和羟考酮与弱阿片类药物加一种非甾体抗炎药物(+NSAID)或加多种非甾体抗炎药(+NSAIDs)的单次对比实验研究。

5 项试验中的两项比较了不同的药物类别,以评估疼痛的缓解程度,这一结果提供了很低强度的证据,证明强阿片类药物缓解疼痛比弱阿片类药物更加明显和有效(RR=1.80;95% CI 1.42,2.29),还进行了联合使用弱阿片类药物+NSAIDs 与单独应用非甾体抗炎药缓解疼痛的对比实验,其结果显示前者比后者具有更好的镇痛疗效(RR=1.36;95% CI 0.98,1.87)[31,32]。其中一项试验还评估了镇痛缓解的程度,结果提供了很低强度的证据支持,强阿片类药物镇痛效果优于弱阿片类药物,提示在 0~100(最严重)的评估量表上无差异(估计净差异=-3.3;95% CI -87,60)[31]。

三项符合条件的随机对照试验(randomized controlled trials,RCT)评估了初始疼痛治疗的癌症患者疼痛缓解以外的结果[33-35]。这三项试验共同提供了中等强度的证据,证明吗啡或者羟考酮的混淆率相似(RR=0.85;95% CI 0.50,1.44),提议支持吗啡。一项试验对比所有四种阿片类药物,提供了与所有四种药物混淆率相似的低强度证据(36%~47%)[35]。没有关于生命质量的专门研究报告。在研究参与者中没有列出或报道有关呼吸抑制。

基本原理

选择一种特定类型的镇痛药物,而不是其他类型的镇痛药来缓解疼痛的 RCT 的证据质量是低级别的;然而 GDG 指出,这种不确定性与镇痛药的选择有关,与是否使用镇痛药或获得疼痛缓解的不确定性无关。不良反应的中等质量级证据表明,镇痛药之间几乎没有差异。GDG 观察到:尽管患者重视镇痛药物所带来的镇痛效果,但他们可能特别关注开始使用阿片类药物,而且与镇痛类型相关的价值和偏好可能随着不同的国家、文化、临床医生、家庭和患者的不同而有差异。关于阿片类药物的应用,GDG 指出:尽管一致认为健康关怀执业人员的目的是减轻患者所遭受的疼痛,并重视更多的止痛措施的选择,但对健康关怀执业人员的可接受能力和提供服务的可行性却可能存在很大的区域性差异。GDG 同时考虑到了意外后果的风险。GDG 指出:对强阿片类药物的平衡管理是可能的,这种管理平衡是指向需要阿片类药物的患者提供这些药物的必要性和处理滥用药物的必要性之间的平衡。如何实现这一平衡的提案记载于世界卫生组织的其他文件中[27]。

GDG 注意到,关于初始疼痛治疗时就应该提供更多可及的镇痛药物的提案可能是高度重视资源的关键,可能需要改变一些国家的监管环境来完善这一提案。然而,鉴于全球大多数人口目前还没有获得足够的镇痛资源,随着在低收入和中等收入国家癌症负担的加重,这种不平等可能会更加严重。尽管证据是低质量级的,但 GDG 决定制定强有力的提案,支持在疼痛治疗初始阶段提供一系列镇痛药物。

6.2　癌痛缓解的维持治疗

本节涉及治疗癌性疼痛患者使初始疼痛有效缓解后,维持有关疼痛缓解的提案、支持性证据和 5 个关键临床问题的每一个基本原理。

问题包括:1)维持疼痛缓解最有效的阿片类药物是哪一种? 2)治疗暴发性疼痛最有效的阿片类药物是哪一种? 3)与持续应用一种阿片类药物相对比,阿片类药物轮换或阿片类药物的转换的临床实践证据是什么? 4)定时给予缓释吗啡与即释吗啡每 4 小时给予一次或“按需要”给药相对比,受益的证据是什么?5)当阿片类药物口服途径不再合适时,给予肌肉内注射和静脉内注射途径与皮下注射、透皮吸收或黏膜途径给予药物相对比,不同给药方式是否会受益? 详细问题清单见**附录 4**。

6.2.1　阿片类药物的选择

正式提案

成人(包括老年人)与青少年的癌症相关的疼痛可以酌情考虑应用任何阿片类药物维持疼痛缓解,具体方案取决于临床评估和疼痛的严重程度,以便维持有效和安全的疼痛控制(强烈推荐;低质量级证据)。

评述

阿片类药物的正确剂量是缓解患者的疼痛到可接受程度的药物剂量。患者对阿片类药物的反应因患者和药物而有差异。

重要的思考

镇痛药物的选择、剂量和给药间隔时间等应该以每种阿片类药物的具体药代动力学作为指导,还应该关注不同患者的禁忌证和不良反应等个体化特征;对某一个患者能够成功缓解疼痛的剂量或药物,不一定对其他患者都有效。因此,尽管口服即释吗啡和吗啡注射液对每个患者都是可及的和基本的药物,但如果患者可获得一系列的阿片类药物,则可以进行最恰当的选择,因为对某一患者最适合的药物将不一定适合另一名患者。

证据摘要

38 个合格的随机对照试验(RCT)评估了正在接受癌性疼痛治疗的癌症患者受益的结果[36-73]。然而,只有若干试验能明确区分疼痛治疗初始阶段的患者和维持治疗阶段的患者,而且分类是根据评审员的判断。

从 NMA 纳入的 13 项试验中得到的直接和间接证据,为证明强阿片类药物和非甾体抗炎药(NSAIDs)联合应用(连续评估量表的测量)比其他镇痛药物更能减轻疼痛(见**附录 7**)[51,52,61,65-73,74]提供了高质量的证据。对 6 项疼痛缓解报告的直接和间接证据做一个二分法反应的试验能得到低质量级的证据,表明缓解疼痛的镇痛药物之间可能没有差异[41,63,64,70,75,76]。

从 26 项对比不同镇痛治疗的临床试验中获得了除镇痛效果外的直接证据[36-49,51-62]。这些试验评估了 14 种止痛药,其中 12 项研究是在老年人身上进行的。

5 项试验的直接证据评估了维持疼痛缓解的时间。低质量级的证据表明,治疗药物(包括可待因,可待因+布洛芬,双氯芬酸,每 12 小时一次的吗啡缓释片,酮咯酸,吗啡控释片和吗啡即释片)的干预结果之间没有显著性差异。4 个试验评估了疼痛缓解的速度,提供了可待因,可待因+布洛芬,双氯芬酸,酮咯酸,吗啡缓释片、吗啡即释片和羟考酮缓释片之间无显著差异的低强度级证据。这些研究评估了缓解疼痛从几分钟到几天不等的不同结果。

一项试验发现,根据 EORTC QTQ-C30 测定,塞来昔布与安慰剂在生命质量方面没有显著性差异(证据强度非常低)。在 0 到 100(最好)的量表上,差异仅为 2,但没有进一步的数据报道。

有 17 项关于镇静的试验报告,报告中使用了不同的定义,包括镇静、瞌睡、嗜睡和疲劳。芬太尼与吗啡缓释剂两者间镇静作用无显著性差异(RR=0.88;95% CI 0.52,1.48)。其中一项试验明确将呼吸抑制(实际上是"呼吸衰竭")作为一种不良事件进行讨论,62 名服用他喷他多的患者中只有一例发生呼吸抑制,但服用吗啡缓释制剂的患者无呼吸抑制的案例报道。这些研究报告的数据没有对亚组差异进行评估。

综上所述,证据表明:高镇痛效能阿片类药物与一种非甾体抗炎药(NSAID)的联合治疗方案,在维持治疗疼痛效果方面优于其他镇痛药物方案,而且数据与结果证据保持一致。然而,阿片类镇痛药物在疼痛缓解速度、维持疼痛减轻的时间或功能性结果等方面只有微小的差异,或者没有差异。

基本原理

没有任何证据表明存在某一种显然是最好的维持疼痛缓解的阿片类药物。系统性的评述揭示药物间不良反应的某些差异,这些差异可能会影响患者和临床的优先选择。GDG 认为阿片类药物之间的许多差异经常被夸大。GDG 认为,尽管个体产生的不良反应可能影响患者的选择,但患者对一种阿片类药物的价值观和偏好相比于其他种类的阿片类药物只有微小差异。GDG 认同,所有镇痛药物的供应都可能为临床医生和决策者等关键相关参与者所接受,但同时也承认,对于初始镇痛药物的选择来说,阿片类药物的可接受性在世界范围内的医疗场所可能存在差异。GDG 担忧关注点的转移可能会带来意外后果。然而,GDG 指出:这些强阿片类镇痛药物的平衡管理措施能够平衡患者疼痛治疗需求的可及性和必要性,以及处理患者滥用药物的必要性。关于如何实现这一平衡的提案载于世界卫生组织的其他文件中[27]。

GDG 认识到,当想要增加阿片类药物的可及性时也需要增加资源,包括对健康关怀执业者的再培训;良好的疼痛控制可以改善患者的功能状态,恰当的姑息关怀可能是有价值的成本效益投入。药品价格将是确定提供某些药品可及性的一个重要因素。在资源较少的医疗场所中,价格较便宜的药物是首选,因为这些药物和较昂贵的药物之间的临床疗效差异较小。阿片类药物的供应也应该全球化地改善关于这些药物的平衡性。基于上述原因,GDG 认为该提案将是强有力的。

6.2.2 暴发性疼痛的治疗

暴发性疼痛是指在按钟点应用止痛药物治疗慢性疼痛的情况下,短暂的发作性疼痛[77]。

最佳实践说明

暴发性疼痛应该应用救援药物进行治疗,救援药物应该是一种阿片类药物,如吗啡即释制剂。

重要的思考

用药的规则应该是选择恰当的药物。除了定时应用药物,患者还应该获得救援药物。救援剂量可酌情应用每 4 小时给予一次 50%～100% 的剂量。在缺乏证据的情况下,具体药物的选择应该取决于药物是否买得起和是否方便使用。如 6.2.4 所述,这类药物应该是即释剂型的阿片类药物,而不是缓释的阿片类药物。

证据摘要

一个单一小型随机对照试验(n =68)比较了用于治疗多种癌症类型的老年人群暴发性疼痛治疗的止痛药物[42]。该试验提供的低强度级证据表明,在缓释吗啡和即释吗啡之间进行选择,可能对防止暴发性疼痛或减轻疼痛没有差异。该试验没有报告疼痛缓解的速度、疼痛缓解的维持时间、生活质量、功能结果或呼吸抑制的相关信息。该试验提供了很低强度级的证据证明缓释吗啡和即释吗啡在避免精神错乱的不良反应中存在有关差异。在交叉研究中,两名患者在服用即释吗啡时出现了精神错乱,但这种精神错乱并不是由阿片类药物引起的。

基本原理

GDG 认同:他们不能仅仅根据一个合格的低质量级的 RCT 就去判断正确性而做出提案,因为该 RCT 研究应用有效性的样本选择太少。GDG 同时还注意到,在患者价值观和优先选择性、可接受性和可行性等方面存在高度不确定性。然而,GDG 强调:某些剂型的成本,如芬太尼黏膜剂,对一些低收入和中等收入国家的医疗机构来说,价格可能会高的承受不起。如果还没有现成的廉价药物,如便宜的即释口服吗啡,则应优先考虑生产和供应。为了对患者和临床医生就有关处理暴发性疼痛进行指导,GDG 决定制定一个最佳实践说明,即根据临床经验和患者需求,暴发性疼痛将经常通过应用救援药物得以缓解。

这一最佳实践说明与如何选择即释吗啡或缓释吗啡的正式提案相一致(见下文 6.2.4);因此,这一最佳实践说明被视作一项提案,而不是作为独立的最佳实践说明。

6.2.3　阿片类药物的转换或者轮换

对于疼痛控制不佳,正接受一种阿片类药物并进行性增加剂量的癌痛患者,在获得可接受的镇痛状况之前,可能会产生不良反应。专家提出阿片类药物的转换能够改善镇痛和不良反应之间的平衡[78,79]。

无正式提案

在缺乏证据的情况下,世界卫生组织不制定支持还是反对进行阿片类药物的转换或轮换实践的正式提案。

重要的思考

在缺乏任何证据的情况下,医生可能会考虑进行个体化的治疗性试验,并为那些没有获得足够好的镇痛效果或者有严重不良反应或无法控制的不良反应,或者没有获得疼痛缓解,或者两者兼有的患者转换为另一种阿片类药物。

理想情况下,临床医生应该开展积极的临床试验,以测试癌性疼痛患者阿片类药物轮换的有效性,并尽可能鼓励符合条件的患者参加此类试验。

证据摘要

目前还没有认证用于评估癌性疼痛患者阿片类药物转换或轮转的随机对照试验。

6.2.4　即释吗啡和缓释吗啡之间的选择

正式提案

定时给药的即释口服吗啡,或定时给药的缓释口服吗啡应该应用于维持有效和安全的疼痛缓解。无论是哪种剂型,都应该应用即释口服吗啡作为救援药物(强烈推荐;中等质量级证据)。

评述

即释口服吗啡对于所有具有需要的患者都必须是可获得的和可及的。缓释吗啡的可及性作为一个补充选择,但不能够替代即释吗啡的可及性。

重要的思考

患者有时高度关注两种剂型的可获得性。因此,如果资源允许,最好有两种剂型的可及性供选择。如果一个健康机构必须在两种剂型中做出选择,那么就应该首先选择即释口服吗啡,因为它既可以用作维持治疗的药物,也可以用作救援药物,而缓释吗啡则不能够用作救援药物。

证据摘要

10 个合格的随机对照试验对比研究了缓释吗啡(吗啡 SR)与即释吗啡的疗效[37,42,49,80-87]。几乎所有的试验患者都患有不同类型的癌症。受试者通常有中度或重度疼痛(或者疼痛严重程度的状况没有明确描述)。这些试验评估了多种品牌的吗啡缓释制剂(如 MS Contin®、Oramorph SR®、Skenan®、MST Continus®、Kapanol®或固定缓解制剂)。一项试验应用凯托米酮治疗暴发性疼痛;其

23

他的研究应用即释吗啡治疗暴发性疼痛。所有的研究(至少是含蓄地)都按固定的时间处方定时服用即释吗啡。

针对疼痛应用缓释吗啡和即释吗啡的镇痛疗效,两者没有区别。4项关于镇痛的研究($n=222$)的汇总数据显示,药物 A 和药物 B 之间没有差异(RR=0.99;95% CI 0.95,1.03)。对其他 4 项试验的荟萃分析发现,在连续疼痛评估表上,受试患者被检出有着类似的疼痛评分。

一项小样本的试验提供了低强度级的证据,证明缓释吗啡和即释吗啡在缓解疼痛速度上没有差异(获得稳定疼痛缓解所需的时间,两臂间差异为-0.4 天;95% CI -1.1,0.3)。同样的试验表明,没有明显的证据显示生活质量存在差异,证据的强度级别非常低,两组之间的差异为 9 个点[在 1 到 100(最好)的转换量表上],具有 95% CI -6 到 24)。没有合格的研究评估疼痛减轻维持时间或功能改善结果。两项研究提供了低质量级的证据,证明即释吗啡和缓释吗啡在镇静量表评分上没有差异。只有两项试验明确报道呼吸抑制是一种潜在的不良反应。他们提供了低强度级的证据,在一项小样本患者($n=126$)的总体研究中没有发现任何呼吸抑制的事件。没有随机对照试验评估研究受益的亚组。

基本原理

选择缓释吗啡和即释吗啡对疼痛的缓解极少存在差异,也可能对疼痛缓解的速度、疼痛缓解后的维持时间和镇静的不良反应也没有差异。两种吗啡剂型致呼吸窘迫事件可能也是罕见的或者没有差异。GDG 认同一种剂型比另一种没有明显优势。GDG 观察到,一些患者可能更喜欢缓释吗啡,因为服用药物片数和次数少而且负担更轻,具有更持久的镇痛时间和更少的夜间清醒。因此,患者在选择剂型方面可能存在很大的差异。对另一些患者来说,某些剂型可能会遭到强烈排斥。缓释吗啡通常比即释吗啡更贵。目前,还不清楚哪种剂型更具有效的成本效益价值,而且 GDG 指出,资源需求的差异可能较小。GDG 明确指出,当今许多国家的患者可能只能购买到缓释吗啡,这对于处理暴发性疼痛的治疗是不合适的。在其他的某些医疗场所,患者可以购买到即释吗啡,但仅仅只是注射制剂,这对门诊患者是不恰当的。这两种制剂都很有可能为健康执业者所接受,而且实施起来也十分便利,GDG 作出了强有力的提案,优先应用的药物是即释口服吗啡,其他剂型仍可以作为可接受的补充选择。

6.2.5　阿片类药物的给药途径

只要有可能,口服给予阿片类药物通常都作为首选,以避免非肠道给药的不适、不方便和价格的昂贵。然而,癌症患者在疾病过程中的某一时刻变得不能够再服用药物,例如,吞咽困难、肠梗阻或呕吐等[18]。因此,针对这些状况通常需要通过其他途径给予阿片类药物。

最佳实践说明

当无法再口服或无法用透皮吸收途径给予药物时,优先选择皮下注射途径,皮下注射给予药物比肌肉注射更好,因为对患者引起的疼痛较轻。

证据摘要

一个单项小型交叉试验对比了 20 名患有多种癌症的成年人的非侵袭性阿片类给药途径与注射阿片类给药途径[88],他们因为口服或直肠途径相关的严重不良反应而被选为实验对象。有非常低强度级的证据表明,皮下和静脉注射氢吗啡酮之间的疼痛缓解程度存在差异(0~100 的量表上差异=3.0;95% CI -15,21)。该试验没有报道危重或重要的不良事件。实验发现,应用阿片类药物治疗,在用视觉模拟量表上测量的镇静作用在两组均有改善。

基本原理

由于证据质量很低且数量有限,GDG 对此不建立新的正式提案。然而,首选口服途径或皮下注射途径被作为专家共识。当有可能通过口服途径或皮下注射途径给药时,GDG 认同皮下注射途径优于肌肉注射,因为这一途径对患者只有轻微疼痛。一项最佳的实践说明因此被制定。

6.3 停止应用阿片类药物

如果癌性疼痛的原因通过抗癌治疗(如手术或化疗)得到了有效的控制,那么阿片类药物的应用就不再有必要,减少或停止阿片类药物的应用是有可能的。GDG 提出了一个临床问题,即最佳的逐步减少药物的干预方案,以便有效和安全地停止阿片类药物的使用,特别是因为癌痛接受阿片类药物治疗的患者(详细问题见**附录 4**)。

最佳实践说明

如果患者在疼痛治疗过程中对阿片类药物产生了生理依赖性,应该逐渐减少阿片类药物的剂量以便避免出现戒断症状。

证据摘要

没有找到合格的研究来证明这个问题。

基本原理

在缺乏证据的情况下,GDG 无法提出新的正式提案。GDG 选择是提供一份列表,概述停用阿片类药物的一般性指南(见**附录 6**),并就患者对阿片类药物产生生理依赖时,对停用阿片类药物的戒断症状做出最佳的说明。

在疼痛突然减轻后(如神经阻滞或神经消融手术后),临床医生可以考虑减少阿片类药物的剂量,直到可以停止。放疗或其他抗癌治疗后,疼痛的缓解可能会慢得多,需要几天到几周的时间。如果缓解疼痛的措施获得成功,临床医生可以考虑缓慢减少阿片类药物的剂量。如果疼痛没有复发或者加重,应该根据患者的反应下调滴定剂量,直到完全停用阿片类药物。需要进行密切观察和定期的评估。如果疼痛复发,临床医生应注意暂时停止减少剂量,和/或如有必要就再次增加剂量,直到获得满意的疼痛缓解。

有效性的数据是从阿片类药物依赖者在有针对性地处理戒断症状过程中,停止应用阿片类药物的临床试验中获得的[89,90]。然而,尚不清楚癌性疼痛患者是否会与非癌症患者对循证治疗方案有相同的反应,以及在这一组患者中是否需要选择替代疗法。尽管存在这种不确定性,照顾癌症患者的临床执业者可以联系药物滥用疾病方面的专家,为不再需要应用阿片类镇痛药物的患者制定和实施个体化的阿片类药物停止应用计划。

6.4 癌性疼痛治疗的辅助类药物

与阿片类药物联合应用的辅助类镇痛药已被发现在许多癌性疼痛综合征的治疗中是有效的。然而,辅助类药物目前未得到充分利用。辅助类药物对于改善疼痛缓解可能是十分必要的,如皮质类固醇对神经压迫,或者其他辅助类药物治疗并发的精神心理疾病——如失眠、焦虑和抑郁(应用镇静剂和抗抑郁药物)是有效的[17]。

6.4.1 类固醇激素

类固醇激素是治疗多种癌性疼痛最常应用的辅助类药物之一:如治疗转移性骨痛、神经病理性疼痛和内脏疼痛都是有效的[84,91]。

正式提案

对于成人(包括老年人)和青少年与癌症相关的疼痛,当其有指征时就应该给予类固醇激素作为辅助药物,以获得疼痛的有效控制(强烈推荐;中等质量级证据)。

评述

- 通常情况,处方类固醇激素仅仅为短时间应用。
- 癌性疼痛应用的最佳类固醇激素剂量取决于许多临床因素,包括疼痛的部位和类型、是否有感染的存在,或者感染的风险、疾病的阶段、患有糖尿病以及关怀的目标,包括其他因素等。
- 当癌症引起疼痛,或者部分由肿瘤周围水肿引起的并发症时,最好应用最少盐皮质激素作用的类固醇激素。

重要的思考

根据适应证和不同的类固醇药物,类固醇激素合理应用的剂量也有差异。给予初始剂量后,应随时间逐渐减少剂量,并应该根据患者的镇痛需求决定最佳的维持剂量。

由于有些患者可能存在禁忌证,因此在为患者选择处方类固醇时应该谨慎。

证据摘要

7 项符合条件的临床试验比较了类固醇激素与安慰剂(见**附录 3**)在各种癌症患者中的疗效[92-98]。研究评估了甲泼尼龙(四项试验)、地塞米松(两项试验)和泼尼松龙(一项试验)的疗效。

5 项试验提供了中等强度级的证据,证明服用类固醇的患者比服用安慰剂的患者更能减轻疼痛。两臂间疼痛评分的净差异为−9.9[0 到 100 分(最差)的量表上],95% CI −16.0 到−3.8 的证据,支持使用类固醇激素。这项摘要评估的一半以上的比例来自唯一一项在统计上有重大发现的试验,该试验也报告了使用类固醇激素后疼痛评分的最大降幅,并于 1985 年发表。

没有一项试验报告缓解疼痛的速度或疼痛缓解持续的时间。三项研究提供了很低强度级的证据,表明与安慰剂相比,服用类固醇激素的患者改善了生活质量,总净差为 12.6(95% CI 6.2,19.0)[在 0 到 100 的(最佳)的量表上]。一项小样本试验提供了关于胃肠道出血的非常低强度级的证据,是唯一明确报告这一不良事件的研究。在本交叉研究中,31 例患者没有发生消化道出血的症状。两项关于精神性不良事件的小样本研究报告:一项试验提供了关于抑郁症的非常低强度级的证据,非常不精确的无差异估计(RR=1.00;95% CI 0.06,15.2),而另一项试验提供的关于焦虑和支持类固醇激素的"精神心理变化"(未确定)的证据非常少(两者的 RR=0.59;95% CI 0.11,3.20)。没有关于引起谵妄或精神病的研究报告。

没有试验对比不同种类的类固醇激素与其他类固醇激素的作用差异。

基本原理

中度质量级证据表明:类固醇激素能够改善疼痛缓解,并能够改善生活质量;但尚不确定在这一群体中,皮质类固醇药物是否会增加胃肠道出血或精神性不良事件的风险。GDG 指出:患者,尤其是年轻患者有时不愿意服用激素类药物,因为他们知道有副作用。老年患者有时也不愿意,因为糖尿病和其他并发症。GDG 认为选择应用类固醇激素对临床医生来说是可以接受的,因为临床医生经常能意识到类固醇激素起效快的优势,且所需剂量很低,而且易于操作。GDG 不认为这种疗法会对体内平衡产生较大影响。GDG 指出,虽然类固醇的一些副作用和不良反应可能很严重,但是当其在有应用指征时,这些副作用与应用药物的受益的平衡仍然支持使用类固醇。因此,GDG 明确给出了应用该类药物的强有力的推荐,并制定了正式提案。然而,GDG 观察到:缺乏对比不同类固醇疗效的证据,也不支持任何一种特定的类固醇比另一种更好的提案。

6.4.2 抗抑郁类药物

癌症相关的神经病理性疼痛是常见的,可能是由疾病自身或癌症治疗引起。三环类抗抑郁药物(tricyclic antidepressants,TCA)和选择性五羟色胺/去甲肾上腺素重摄取抑制剂(selective serotonin norepinephrine reuptake inhibitors,SNRI)是治疗神经性疼痛的常用辅助药物。

无正式提案

世界卫生组织不制定应该使用或反对使用抗抑郁药物治疗癌症相关的神经性疼痛的正式提案。

重要的思考

仍然缺乏高质量级别的证据专门去治疗肿瘤相关的神经病理性疼痛,GDG指出疗效的数据是从非癌性神经病理性综合征应用抗抑郁药物的案例中来,建议执业者可酌情考虑个体化试用,针对癌症引起的不同类的神经病理性疼痛应用抗抑郁药物治疗,特别是那些联合应用阿片类药物和对乙酰氨基酚和/或非甾体抗炎药治疗疼痛仍然不缓解的患者。在适当的滴定后,应注意评估其有效性;如果没有疗效,就应停止治疗。理想情况下,符合条件的患者应参加临床试验,以确认癌性疼痛治疗的有效性,并鼓励医生寻求开展此类试验,鼓励把符合条件的患者纳入作为研究对象。

证据摘要

一项合格的试验对比了阿米替林与安慰剂对 60 名患有严重神经病理性癌

性疼痛(癌症类型和年龄未报道)[99]的疗效。低质量级的证据表明阿米替林在减轻癌症相关神经性疼痛患者的疼痛方面比安慰剂更有效;视觉模拟评分[从 0 到 100 分(最重)]的净差为-4.7(95% CI -9.2,-0.2)。该试验没有报告关于完全缓解疼痛、镇痛缓解速度、镇痛维持的时间、生命质量、功能效果状况或不良事件的数据。

没有合格的试验比较某种抗抑郁药与其他抗抑郁药物的差异。

基本原理

虽然几十年的临床实践表明抗抑郁药物对治疗神经性疼痛综合征是有效的[100],但是 GDG 没有足够的证据支持抗抑郁药物对肿瘤相关神经性疼痛的有效性。因此,由于证据缺乏,GDG 选择不做出正式提案。该研究小组还指出,一些患者可能忌于患抑郁症的污名,以及这类药物可能产生抗胆碱能的副作用,如口干、便秘或镇静作用等使其承受更多的负担,因此对抗抑郁药物的应用产生强烈的反感。

没有发现合格的试验对比不同的抗抑郁药物间疗效的差异。由于缺乏证据,GDG 无法推荐任何一种抗抑郁药物比另一种更好,也不做出正式提案。

6.4.3　抗惊厥类药物

癌症相关的神经病理性疼痛是常见的,这种疼痛可由癌症或癌症治疗引起。抗惊厥药物通常用作治疗神经病理性疼痛的辅助药物。某些抗癫痫类药物被报道对神经性疼痛的治疗有效(见 Fallon 的综述,2013[100]),包括加巴喷丁、普瑞巴林、卡马西平和丙戊酸盐。

正式提案

就应用或反对应用抗癫痫类药/抗惊厥类药物治疗癌症相关的神经病理性疼痛的方案,世界卫生组织没有提出正式提案。

重要的思考

在缺乏支持应用抗癫痫药物的明确证据的情况下,GDG 建议:医生可能希望考虑个体化的治疗试验,可以为那些没有获得足够好的镇痛效果或者存在严重的无法处理的副反应,或两者兼而有之的患者开具抗癫痫药物的处方。

在理想情况下,临床医生应积极地开展临床试验,以测试抗惊厥类药物对癌性疼痛患者的疗效,并尽可能鼓励符合条件的患者参加此类临床试验。

证据摘要

没有系统性评估结果的报道。在欺诈性数据暴露之后,该问题的系统评估所检索到的证据被提出质疑。2017 年当加巴喷丁被广泛应用于处方时,由于欺诈性证据,WHO 拒绝将加巴喷丁列入 WHO 的基本药物目录表中[101-104]。

基本原理

对所怀疑问题的欺诈性数据所产生的后果进行了系统性评估,导致对该类药物不提出正式提案。欺诈性的数据特指加巴喷丁的数据;然而,评估分析的资料包括了加巴喷丁和其他抗癫痫类药物;GDG 认为在进一步评估、解释和在总体上对有关抗癫痫类药物的应用做出决定之前,有必要进行新的审查。这就要求对指南进一步的更新信息进行评估。

6.5 骨骼疼痛的治疗

针对某些癌痛最有效的治疗是药物和非药物联合治疗。例如,放射治疗。如果具有相关设备,可以考虑应用放射学治疗骨转移性疼痛,或者由于局部癌症的压迫引起的疼痛[17]。欧洲肿瘤学会的癌性疼痛处理临床实践指南推荐放疗[105]。所有骨转移引起的疼痛经药物治疗难以控制的患者,应由临床肿瘤学家进行评估,以便酌情考虑外照射放疗或放射性同位素治疗。

6.5.1 双膦酸盐类

双膦酸盐抑制破骨细胞的活性,在癌症患者中应用这类药物可以防止转移性骨疾病中常见的骨吸收的增加。因此,它们可以减少并发症或骨骼相关事件(skeletal-related events,SRE),减轻骨痛和镇痛需求[106,107]。这类药物包括氯膦酸盐、伊班膦酸盐、帕米膦酸盐、利塞膦酸盐、依替膦酸盐和唑来膦酸盐。

正式提案

对于成人(包括老年人)和青少年的骨转移,应该使用双膦酸盐预防和治疗骨痛(强烈推荐;中等质量级证据)。

重要的思考

临床医生在开具处方前应考虑双膦酸盐对肾脏的严重程度不等的各种不良反应。

证据摘要

双膦酸盐与安慰剂的对比

40 个合格的试验比较了双膦酸盐和安慰剂[108-147]。

　　大多数试验参与者要么患有乳腺癌,要么患有前列腺癌。13 项研究评价氯膦酸盐,9 项试验评价唑来膦酸盐,5 项研究评估伊班膦酸盐和帕米膦酸盐,1 项试验评估依替膦酸盐和利塞膦酸盐。研究没有明确说明其他药物(包括止痛药物)对患者的作用;但有一个知情的假设,即双膦酸盐被用作辅助治疗,治疗骨骼转移所致的骨痛,或预防转移性骨痛。

　　有中等强度的证据表明,在癌性骨转移的患者中,使用双膦酸盐比安慰剂更能明显的缓解疼痛。7 项试验评估了分类疼痛缓解。然而,4 项评估的结果是疼痛获得改善(例如,在量表上 5 分的疼痛至少减少到 2 分)[116,126,136,144],3 项评估的结果是疼痛完全缓解[113,123,134]。虽然赞成使用双膦酸盐,但在完全缓解疼痛方面(RR = 1.61;95% CI 0.89,2.93)或疼痛改善状况方面无统计学的明显差异(RR = 1.24;95% CI 0.90,1.71)。14 项试验应用连续的评估量表评估了疼痛(量表都转换为100 分制,100 分相当于最痛)[110,112,114-116,124,125,128,131,132,135,138,140,146];评估结果的总体来看,疼痛有统计学上的显著改善,总体净差为−11.8(95% CI −17.6,−6.1)。

　　没有研究评估疼痛缓解的速度。1 项单一的试验提供了低强度级的证据,表明利塞膦酸盐和安慰剂两者间对前列腺癌患者缓解疼痛的持续时间上没有显著差异。

　　5 项研究提供的不同程度的证据表明,与安慰剂相比,双膦酸盐对生活质量无影响[111,112,116,119,132]。这些研究评估了氯膦酸盐(3 项研究)、伊班膦酸盐(1 项研究)和唑来膦酸盐(1 项研究)。这 5 项研究提供了非常低级别的证据,证明在不同量表上衡量的生活质量评分变化中没有显著差异[0 到 100(最优)分值的净差异总结为 8;95% CI −6,22]。1 项研究提供了中等强度级的证据,证明氯膦酸盐降低和延迟了生活质量的恶化(RR = 0.81;95% CI 0.67,0.99,HR = 0.71;95% CI 0.56,0.92)[111]。

　　25 项试验评估了各种 SRE[108,109,112,117-122,124,127,129,130,132,133,135,137,138,141-143,145-148]。总的来说,这些试验提供了中等质量级的证据,证明双膦酸盐可以降低 SRE 的风险。在对照组与唑来膦酸盐(4 项研究)或伊班膦酸盐(2 项研究)的对比研究中,有 6 项研究报道了第一次 SRE 的时间危险率(任何 1 项),发现双膦酸盐比安慰剂有统计学的显著受益(HR = 0.71;95% CI 0.61,0.84)[109,117,119,133,137,146]。18 项试验发现,任何 SRE 的风险都有所降低,结论摘要为 RR = 0.81(95% CI 0.76,0.86)[108,109,117-122,124,127,133,135,137-139,145-147]。4 项试验明确报道了颌骨骨坏死的风险[109,125,132,142]。在所有的研究中,使用双膦酸盐(n = 460)或安慰剂(n = 450)均没有出现这类不良事件。

双膦酸盐类的选择

　　7 项符合条件的研究比较了不同的双膦酸盐在不同癌症骨转移患者中的应用,主要是乳腺癌、前列腺癌和非小细胞肺癌[148-154]。证据相对较少,只有 7 项研究评估了 4 种双膦酸盐(氯膦酸盐、伊班膦酸盐、帕米膦酸盐和唑来膦酸盐)。

研究参与者一般年龄较大,研究平均年龄在 53 至 73 岁之间。

只有两到三项研究对疼痛控制进行了评估,没有有力的证据表明不同的双膦酸盐对疼痛的缓解具有差异,也没有疼痛评分的平均变化。在一项研究中,伊班膦酸盐(6%)的镇痛效果不如其他双膦酸盐(每种药物在一到两项研究中都有 15% ~ 26%)。疼痛的变化[从 0 到 100(最重)的连续测量值]对于 4 种双膦酸盐的每一种都是相似的(−3.3 到−5.0)。

两项研究提供了关于疼痛缓解持续时间的非常低强度级的证据。1 项研究发现,在伊班膦酸盐(5.5 个月)和帕米膦酸盐(5.2 个月)[151]之间,各种癌症(大约一半是肺癌)患者的平均止痛时间没有差异。1 项研究报告显示,在前列腺癌患者中服用氯膦酸盐的患者缓解疼痛的时间(13 个月)比服用唑来膦酸盐的患者(9 个月,P=0.03)更长[152]。

6 项研究提供了关于 SRE 非常低质量的证据。大致相同比例的患者因为患有任何 SRE 应用过不同类型的双膦酸盐(18% ~ 26%,没有帕米膦酸盐的数据)。在研究中,双膦酸盐之间的骨折发生率基本相似,除了一项针对乳腺癌患者的研究,使用氯膦酸盐的患者中有 16% 发生骨折,而相比较使用帕米膦酸盐的患者中有 7% 发生骨折(P=0.03)。3 项研究发现,不同种类双膦酸盐类对脊索压迫率没有显著差异。两项研究发现双膦酸盐类的应用与骨放射治疗的效果无显著差异,3 项研究发现双膦酸盐类的应用与骨外科手术率无显著差异。

3 项研究报道了应用双膦酸盐类的高钙血症的发生率。其中 2 项研究发现,应用伊班膦酸盐(10.7%)与唑来膦酸盐(9.3%)两者之间,以及氯膦酸盐(2.9%)与唑来膦酸盐(1.4%)两者之间高钙血症发生率都无显著差异。第 3 项试验报道,唑来膦酸盐组高钙血症发生率(28%)低于伊班膦酸盐组(45%)(RR=0.64;95% CI 0.39,1.03),唑来膦酸盐与帕米膦酸盐(50%)比较(RR =0.57;95% CI 0.35,0.91),高钙血症的发生率也较低。

3 项研究报告了氯膦酸盐(1.5%)、伊班膦酸盐(0.7%)和唑来膦酸盐(1.2%)的应用所致颌骨骨坏死的罕见发生率,但仅提供了低强度的证据。没有关于生活质量的研究报告。

基本原理

GDG 认同,与安慰剂相比,有效的平衡明显倾向于对适当人群开具双膦酸盐处方。下颌骨骨坏死被认为是一种严重的不良事件,被认为是非常罕见的(在符合条件的试验中没有发现病例;n =910),预期的受益大于危害的风险。临床医生对某些双膦酸盐的选用可能有不同的偏好,因为有证据表明双膦酸盐对肾脏不良反应存在差异。因此,严重肾脏疾病是应用的禁忌证[155]。

GDG 认为对大多数患者应该优先选择双膦酸盐而不是安慰剂。然而,GDG

意识到双膦酸盐价格昂贵,往往是令人望而却步的。在一些高收入国家[156-158],对老年骨质疏松症患者和乳腺癌骨转移患者使用双膦酸盐被认为是节约开支或经济划算(取决于人口)。这种节省是否可以用于低收入国家的医疗场所还有待观察。

大部分随机对照试验均采用间歇静脉给药。有人认为应该静脉注射双膦酸盐,而且并不认为具有足够明显的给药障碍,正式提案的力度应该被弱化。鉴于此,GDG 强烈推荐使用双膦酸盐。

GDG 不认为患者会有重要的理由优先选择某种双膦酸盐而不是另一种,并认为二磷酸盐间只有很小的差异。

当综合考虑这些因素时,GDG 认为,无论从任何一个方面考虑,各种影响因素都是均等的。考虑到非正式结论性的证据和其他因素,GDG 同意不提出某种双膦酸盐比另一种更好的正式提案。

6.5.2　单克隆抗体类

针对包括破骨细胞和神经生长因子在内的不同种类靶点的单克隆抗体已被用于治疗癌症引起的骨痛。

无正式提案

世界卫生组织不提出使用或者反对单克隆抗体应用于预防和治疗骨痛的正式提案。

证据摘要

单克隆抗体与安慰剂的对比。

一项小型试验将单克隆抗体药物与安慰剂进行了比较(见**附录 3**)。研究评估了他尼珠(tanezumab)用于 59 例成人,他们患有前列腺癌、乳腺癌、肾细胞癌或多发性骨髓瘤伴疼痛性骨转移(年龄 32~77 岁;平均年龄 56 岁[159]。该试验提供了非常低强度的证据,证明两组之间的平均疼痛或最严重疼痛没有差异[群体间的差异-2.6(95% CI -11.8,6.6)和-0.1(95% CI -9.3,9.1)],以及获得缓解疼痛的患者比例(至少 50%)(RR=1.38;95% CI 0.55,3.49)。该试验没有报告疼痛缓解的速度、疼痛缓解维持的时间、生活质量或功能改善的状况。该试验提供了关于 SRE 的非常低强度级的证据,只报告了他尼珠组 29 例(3.4%)患者中有 1 例股骨骨折。但是,使用安慰剂组的 30 例患者中没有骨折(尽管其中一人的转移性疾病进展情况不明)。没有关于颌骨骨坏死的研究报道。

单克隆抗体的选择

在预防和治疗骨痛方面,未发现某一种特别的单克隆抗体与另一种特异性单克隆抗体对比的合格试验。

基本原理

根据一项与安慰剂对比的合格试验,GDG 不推荐应用单克隆抗体,也不反对应用单克隆抗体;对此不作正式提案。

GDG 对优先应用或反对应用某一特定的单克隆抗体,而不是应用其他单克隆抗体来预防和治疗骨痛也不作正式提案。

6.5.3 双膦酸盐类与单克隆抗体间的比较

无正式提案

针对预防和治疗骨痛,世界卫生组织不作正式提案,不支持或反对单克隆抗体比双膦酸盐更具有相对优势。

证据摘要

9 个合格的试验比较了单克隆抗体和双膦酸盐[159-168]。所有的试验都对该单克隆药物进行了评价,6 项试验对唑来膦酸盐进行了评价;并对帕米膦酸盐和多种双膦酸盐进行了评价。研究对象包括转移性骨骼损害患者,主要来自乳腺癌或前列腺癌,也包括非小细胞肺癌、多发性骨髓瘤和其他癌症。除了癌症,纳入标准采用相同方案[163-165]的 3 项试验分别被实施和报道,并在总结文章[168]中合并报道。患者的年龄因研究而异。研究没有明确说明其他药物(包括止痛药物)的应用情况;但有一种有根据的假设是,单克隆药物和双膦酸盐被用作辅助治疗药物,以治疗或预防转移性骨痛。

一项大样本的试验,针对乳腺癌或多发性骨髓瘤患者比较了地诺单抗和唑来膦酸盐,结果表明两者在缓解疼痛方面没有显著差异(RR = 0.89;95% CI 0.67,1.10),疼痛缓解的速度也没有显著性差异(HR = 1.02;95% CI 0.91,1.15),以及非常低级别的证据表明生活质量的改善无差异(RR = 1.08;95% CI 0.95,1.23)[174]。该试验没有评估疼痛缓解的维持时间。

在 6 项试验中,有高质量级的证据表明任何 SRE(RR = 0.86;95% CI 0.81,0.91)和骨折(RR = 0.88;95% CI 0.78,0.96),骨放射治疗(RR = 0.80;95% CI 0.73,0.88)和高钙血症(RR = 0.58;95% CI 0.34,0.81)在双膦酸盐治疗组中有统计学意义。两项试验为功能结果提供了低强度级的证据。3 项试验提供的强有力的证据表明,与双膦酸盐相比,地诺单抗导致颌骨骨坏死的风险更高,RR = 1.40(95% CI 0.92,2.13)。

基本原理

证据的系统性回顾表明,单克隆体比双膦酸盐更能降低 SRE 的风险,并可能改善功能效果,但它们增加了颌骨骨坏死的风险。选择单克隆体或双膦酸盐对骨痛或缓解疼痛的时间几乎没有差异。单克隆抗体治疗方案比双膦酸盐方案的药物治疗负担更低;患者仍然优先选择双膦酸盐,是因为单克隆抗体的经济成本要高得多。颌骨骨坏死(单克隆抗体的发生率较高)是一种非常严重的不良反应的后果,GDG 认为它可能影响患者的选择,但它对患者的预期副作用必须与双膦酸盐较高的 SRE 的预期副作用进行对比。

虽然与双膦酸盐相比,使用地诺单抗有相对多的好处,但地诺单抗的成本与这些受益是不成比例的。GDG 同意,基于这些理由,他们不推荐优先应用这一类药物。

6.5.4 单分割放疗与高分割放疗的比较

放射治疗是通过降低病理性骨折和脊髓压迫的风险来缓解疼痛的需求,能够改善生活质量,维持或改善骨骼的功能。姑息性放射治疗是针对新发生的疼痛部位所出现的骨痛,也应用于经过初始放射治疗后,缓解效果不明显的疼痛[169]。

正式提案

对于成人(包括老年人)和青少年伴有骨源性骨转移相关的疼痛,当其在有放疗指征和具有相关设备时,可以应用单剂量分割级放疗(强烈推荐;高质量级的证据)。

评述

这项正式提案适用于已经有疼痛性转移的患者;这不是一项预防性放射治疗的正式提案。

重要的思考

使用低分割(单剂量)放疗可能在治疗范围、等待时间和经济节约等方面都具有受益的效果。

证据摘要

23 个合格的随机对照试验比较了低分割到高分割放疗的疗效(见**附录** 3,证据概要 6.1)[170-193]。几乎所有的研究都在低分割臂上使用 8Gy 的单分割放疗(2项较早的研究使用 10Gy,或 8~15Gy 范围内的单分割;省略了一个使用 5Gy 的研究)。高分割放射治疗范围为 20~30Gy,大多给予 5~10 次分割放疗。这些试验包括各种癌症类型的患者,大多数试验中包括乳腺癌、前列腺癌和肺癌。在报道参与者年龄的试验中,研究参与者大多是较年长的;平均年龄为 48 至 72 岁,其中最年轻的参与者为 16 岁。

有高质量级的证据表明,不同的分割方案在缓解和改善疼痛方面具有相似疗效。在两种分割治疗方案下,25% 或 26% 的参与者获得完全性疼痛缓解(RR = 0.97;95% CI 0.89,1.06),69% 或 71% 的参与者获得完全性或部分性疼痛缓解(RR = 0.97;95% CI 0.93,0.998)。疼痛缓解很少应用连续的评估量表报告。3 个试验提供了低质量级的证据,证明分割治疗方案之间没有差异。这些试验不能与定量联合,而都报告了统计学上无显著的差异。

3 项研究报告了缓解疼痛的速度(即完全反应的时间),中等质量级强度的证据提供了放疗方案之间没有差异的结果。然而,所有的研究结果都是含糊不清的,要么是生存曲线显示差异不显著,要么是两组研究的受试者都在两周内获得疼痛缓解。9 项研究报告了缓解疼痛的持续时间(疼痛减轻的维持时间),提供了中等质量级的证据表明两种放疗方案之间疗效没有差异。大多数研究报道在没有提供数据的情况下,放疗方案之间没有显著差异。一项试验报告 HR = 0.91(95% CI 0.46,1.82)。

有高质量级的证据表明,治疗(指数)部位的病理性骨折在低分割放疗中比在高分割放疗中更常见。在所有研究中,约 3% ~ 4% 的患者在指数部位有病理性骨折(RR = 1.48;95% CI 1.08,2.03)。有高质量的证据表明,脊髓压迫(在那些接受脊柱转移治疗的患者中)在低分割放疗(2.2%)中比在高分割放疗中更常见(1.4%),尽管差异没有统计学意义。在所有研究中,RR = 1.45(95% CI 0.89,2.37)。

基本原理

GDG 一致同意,在骨痛缓解、疼痛缓解的速度或缓解疼痛持续时间等重要的疗效方面,低分割(单剂量)放疗和高分割(多剂量)放疗的疗效之间无差异。GDG 研究发现,有高质量级的证据表明,接受低分割放射治疗的患者骨折风险的结果要高于接受高分割(多剂量)放射治疗的患者。

GDG 观察到,患者的价值观和对低分割治疗的选择之间可能存在微小的差异,而所接受治疗的次数较少是一个优势。同样,在提供单剂量放射治疗的医护工作者中,接受度可能仅有微小的差异。低分割放射治疗,患者接受较大的单剂量(如 8Gy 分割数)治疗,在对一家诊所的访问结果分析研究得出,时间和金钱比起患者接受较小剂量需要更长的时间,低分割放射治疗更为经济和有效(例如,20 ~ 30Gy/5 ~ 10 次分割)[194]。因此,GDG 确定,尽管骨折风险增加,但由于两种治疗方案在疼痛缓解方面的临床差异微小,加上单次分割放疗的成本和受益相当,认定单剂量放疗优于多剂量放疗。如果更多的患者处于缺乏放射设备和专业工作人员的医疗场所,那么可以接受单剂量治疗,同样的资源可以用于更大覆盖面,以及减少患者的费用,例如差旅费用,使单剂量治疗成为最可行的选择。由于这些原因和高质量级的证据,这一治疗方案成为强有力的推荐。

6.5.5 骨痛的放射性同位素治疗

放射性同位素治疗有时用于不能使用放射治疗的弥漫性骨痛的治疗。

无正式提案

世界卫生组织不作正式提案,既不支持应用,也不反对应用放射性同位素来控制成人和青少年的骨转移相关的疼痛。

证据摘要

3 个随机对照试验将放射性同位素与不使用放射性同位素的对照组进行了比较[119,195,196]。这 3 项试验都是在患有前列腺癌的男性身上进行的。研究评估了锶-89(两个试验)和钐-153(一个试验)。试验参与者大多是年龄在 69 岁到 71 岁之间的老年人。一项只有 24 名参与者参与的非常小的试验提供了非常低质量级的证据,证明放射性同位素治疗能更好地缓解骨痛(RR=21;1.37,322),而骨痛的 VAS 评分为-38 分具有净差异(95% CI -47,-29)(低质量级的证据)。没有试验报告止痛速度或止痛维持时间。

两项试验提供了高质量级的证据,证明放射性同位素治疗后 SRE 比安慰剂更少(RR=0.86;95% CI 0.77,0.95);与安慰剂相比,接受放射性同位素治疗的患者 SRE 延迟(HR=0.73;95% CI 0.62,0.86)。这两项试验提供的骨折风险相似的证据质量较低(RR=1.05;95% CI 0.53,2.08),脊髓压迫证据质量也较低(RR=0.82;95% CI 0.39,1.71)。一项试验提供了中等质量级的证据,证明放疗后骨痛(报告为不良事件)发作次数较少(RR=0.81;95% CI 0.71,0.91)。另一项研究提供了非常低质量级的证据,证明在改善生活质量方面没有显著差异(RR=0.97;95% CI 0.68,1.24)。

基本原理

GDG 指出,在前列腺癌患者中,使用放射性同位素治疗可以减少和延迟 SRE,可以提高生活质量,并可以提供更大程度的骨痛缓解。然而,GDG 决定不推荐应用或者也不反对应用放射性同位素,因为放射性同位素成本高昂,而且目前的证据缺乏普遍性的认可,且这些证据仅来自患有前列腺癌的男性。

7 研究议程

总体来说,尽管对癌性疼痛治疗进行了数十年的研究,但对几个关键的临床问题仍然缺乏证据,因此限制了这些领域的研究发展。

试验方案的差异、疼痛结果测量的差异以及试验参与者之间的显著异质性限制了使用荟萃分析汇集结果的机会。如果在今后的癌性疼痛治疗的研究试验中对疼痛的评估和测量采用标准化的方法,允许统计数据的综合整理,将有助于证据的不断积累。例如,一个经过验证的量表可以通过国家协会的实施,被推荐用于临床实践和研究之中。

在许多试验中,偏态的风险很高。未来的试验应符合标准的 RCT 方法,研究人员应确保在试验过程中不损害方法学的质量。联合声明为报告临床试验提供了一个有用的模板[197]。

几个辅助药物治疗的应用,包括皮质类固醇类药物、抗惊厥类药物和抗抑郁类药物,尽管这些是癌性疼痛治疗的一部分,其临床试验证据缺乏或非常有限。迫切需要进行试验研究来解决这一领域的临床不确定性。试验资料可以提供支持性的数据以便推荐到实践中,或者重要的是,如果没有益处,或者确实存在危害,那么就可以修改现有的临床方案,以减少不必要的成本花费,避免潜在的危害。治疗结果应包括疗效、安全性和药物经济学效果。比较研究不仅要针对安慰剂,也要针对止痛剂和其他药物。

像许多领域一样,大多数试验是在高收入的地区中进行的。癌性疼痛处理的研究应优先在癌症显著增加的低收入和中等收入国家开展。《柳叶刀》(Lancet)杂志的委员会报告概述在姑息关怀和疼痛缓解的相关文件中,实验研究人员可能希望评估严重的与健康相关的痛苦作为结果以及评估一套必要的、负担得起的姑息关怀和止痛干预措施[5]。后者可能是最好的评估,通过实施科学方法和一个务实的试验研究设计。还需要研究阿片类药物的最佳给药途径及其成本效益。

关于阿片类药物的研究应考虑到北美正在发生的阿片类药物危机,并应在不同医疗场所进行的所有阿片类药物的应用试验中评估药物滥用的风险。阿片类药物停用方案应该应用询证的方法去评估,在不再需要疼痛处理的癌性疼痛患者中进行评估,以便更好地指导该领域的癌性疼痛临床医生。

对限制性立法和规章的作用(包括阻碍充分获得阿片类药物的不利影响)进行全球范围的分析将会有所帮助。这种分析可能包括对原因的评估,例如为什么在某些国家(例如欧洲)阿片类药物的可及性较高却又不会造成北美所产生的那种规模的阿片类药物滥用危机。

大麻素的使用并没有被纳入为这一指南过程中的 PICO 问题,但目前正在进行慢性非癌性疼痛和癌症相关的疼痛的广泛研究;关于大麻素治疗癌性疼痛的实验和综合数据是有根据的。

参与指南制定的人员所申报的利益

关于这些声明的利益以及 GDG 和 ERG 成员特别的详细信息,请参见**附录 4:** 制定指南的背景资料和人员的详细情况。在被邀请成为 GDG 成员的专家中,没有人在 GDG 会议上或制定指南过程中声明与特定管理举措存在的潜在利益冲突。

资金的来源

为符合世界卫生组织的政策,没有任何商业实体的资金被应用于制定这些指南。只有世界卫生组织的核心资金用于制定这些准则和指南。

参考文献

1. Bray F, Ferlay J, Soerjomataram I, Siegel RL, Torre LA, Jema A. Global cancer statistics 2018: GLOBOCAN estimates of incidence and mortality worldwide for 36 cancers in 185 countries. CA: A Cancer Journal for Clinicians 2018;0:1–31.

2. van den Beuken-van Everdingen MH, Hochstenbach LM, Joosten EA, Tjan-Heijnen VC, Janssen DJ. Update on prevalence of pain in patients with cancer: systematic review and meta-analysis. J Pain Symptom Manage. 2016;51:1070–90.

3. International Association for the Study of Pain. IASP Terminology (http://www.iasp-pain.org/Education/Content.aspx?ItemNumber=1698, accessed 9 October 2018).

4. Haun MW, Estel S, Rücker G, Friederich HC, Villalobos M, Thomas M et al. Early palliative care for adults with advanced cancer. Cochrane Database Syst Rev. 2017;(6):CD011129.

5. Knaul FM, Farmer PE, Krakauer EL, De Lima L, Bhadelia A, Jiang Kwete X et al. Alleviating the access abyss in palliative care and pain relief – an imperative of universal health coverage: the Lancet Commission report. Lancet. 2018;391(10128):1391–454.

6. International Covenant on Economic, Social and Cultural Rights. United Nations General Assembly resolution 2200A (XXI), 16 December 1966 (entry into force 1976). New York (NY): United Nations; 1966.

7. United Nations Single Convention on Narcotic Drugs 1961, as amended by the 1972 protocol. New York (NY): United Nations; 1972 (https://www.unodc.org/pdf/convention_1961_en.pdf, accessed 24 September 2018).

8. Resolution WHA67.19. Strengthening of palliative care as a component of comprehensive care throughout the life course. Sixty-seventh World Health Assembly, 9–14 May 2014. Geneva: World Health Organization; 2014 (http://apps.who.int/medicinedocs/en/d/Js21454ar/, accessed 24 September 2018).

9. Seya M-J, Gelders SFAM, Achara OU, Barbara M, Scholten WK. A first comparison between the consumption of and the need for opioid analgesics at country, regional, and global Levels. J Pain Palliat Care Pharmacother. 2011;25:6–18.

10. WHO Package of Essential Noncommunicable (PEN) disease interventions for primary health care in low-resource settings. Geneva: World Health Organization; 2010.

11. Sharkey L, Loring B, Cowan M, Riley L, Krakauer EL. National palliative care capacities around the world: results from the World Health Organization Noncom-

municable Disease Country Capacity Survey. Palliat Med. 2018;32:106–13.

12. Manchikanti L, Helm S 2nd, Fellows B, Janata JW, Pampati V, Grider JS et al. Opioid epidemic in the United States. Pain Physician. 2012;15:ES9–38.

13. Opioid overdose: understanding the epidemic. Atlanta (GA): Centers for Disease Control and Prevention; 2018 (https://www.cdc.gov/drugoverdose/epidemic/index.html, accessed 24 September 2018).

14. Haffajee RL, Mello MM. Drug companies' liability for the opioid epidemic. N Engl J Med. 2017;377:2301–5.

15. Manchikanti L, Kaye AM, Kaye AD. Current state of opioid therapy and abuse. Curr Pain Headache Rep. 2016;20:34.

16. Häuser W, Petzke F, Radbruch L, Tölle TR. The opioid epidemic and the long-term opioid therapy for chronic noncancer pain revisited: a transatlantic perspective. Pain Management. 2016;6:249–63.

17. Cancer pain relief. Geneva: World Health Organization; 1986.

18. Cancer pain relief, second edition. With a guide to opioid availability. Geneva: World Health Organization; 1996.

19. Cancer pain relief and palliative care in children. Geneva: World Health Organization; 1998.

20. Vargas-Schaffer G. Is the WHO analgesic ladder still valid? Twenty-four years of experience. Canadian family physician/Médecin de famille canadien. 2010;56:514–7.

21. Schmidt-Hansen M, Bromham N, Taubert M, Arnold S, Hilgart JS. Buprenorphine for treating cancer pain. Cochrane Database Syst Rev. 2015;(3):CD009596.

22. Skaer TL. Transdermal opioids for cancer pain. Health Qual Life Outcomes. 2006;4:24.

23. Gélinas C, Fillion L, Puntillo KA, Viens C, Fortier M. Validation of the critical-care pain observation tool in adult patients. Am J Crit Care. 2006;15:420–7.

24. Rubin G, Berendsen A, Crawford SM, Dommett R, Earle C, Emery J et al. The expanding role of primary care in cancer control. Lancet Oncol. 2015;16:1231–72.

25. Mills S, Torrance N, Smith BH. Identification and management of chronic pain in primary care: a review. Curr Psychiatry Rep. 2016;18:22.

26. Krakauer EL, Wenk R, Buitrago R, Jenkins P, Scholten W. Opioid inaccessibility and its human consequences: reports from the field. J Pain Palliat Care Pharmacother. 2010;24:239–43.

27. Ensuring balance in national policies on controlled substances. Guidance for availability and accessibility of controlled medicines. Geneva: World Health Organization; 2011.

28. Jacox A, Carr DB, Payne R. New clinical-practice guidelines for the management of pain in patients with cancer. N Engl J Med.1994;330:651–5.

29. Graham GG, Davies MJ, Day RO, Mohamudally A, Scott KF. The modern pharmacology of paracetamol: therapeutic actions, mechanism of action, metabolism, toxicity and recent pharmacological findings. Inflammopharmacology. 2013;21:201–32.

30. Cherny NI, Fallon MT, Kaasa S, Portenoy RK, Currow DC, editors. Oxford textbook of palliative medicine. Oxford: Oxford University Press; 2015.

31. Bandieri E, Romero M, Ripamonti CI, Artioli F, Sichetti D, Fanizza C et al. Randomized trial of low-dose morphine versus weak opioids in moderate cancer pain. J Clin Oncol. 2016;34:436–42.

32. Strobel E. [Drug therapy in severe tumor pain. Comparative study of a new combination preparation versus diclofenac-Na]. Fortschr Med. 1992;110:411–4.

33. Zecca E, Brunelli C, Bracchi P, Biancofiore G, De Sangro C, Bortolussi R et al. Comparison of the tolerability profile of controlled-release oral morphine and oxycodone for cancer pain treatment. An open-label randomized controlled trial. J Pain Symptom Manage. 2016;52(6):783–94.

34. Riley J, Branford R, Droney J, Gretton S, Sato H, Kennett A et al. Morphine or oxycodone for cancer-related pain? A randomized, open-label, controlled trial. J Pain Symptom Manage. 2015;49(2)161–72.

35. Corli O, Floriani I, Roberto A, Montanari M, Galli F, Greco MT et al. Are strong opioids equally effective and safe in the treatment of chronic cancer pain? A multi-center randomized phase IV "real life" trial on the variability of response to opioids. Ann Oncol. 2016;27:1107–15.

36. Ahmedzai S, Brooks D. Transdermal fentanyl versus sustained-release oral morphine in cancer pain: preference, efficacy, and quality of life. The TTS-Fentanyl Comparative Trial Group. J Pain Symptom Manage. 1997;13:254–61.

37. Arkinstall WW, Goughnour BR, White JA, Stewart JH. Control of severe pain with sustained-release morphine tablets v. oral morphine solution. CMAJ. 1989;140:653–7.

38. Beaver WT, Wallenstein SL, Houde RW, Rogers A. A clinical comparison of the analgesic effects of methadone and morphine administered intramuscularly, and of orally and parenterally administered methadone. Clin Pharmacol Ther. 1967;8:415–26.

39. Broomhead A, Kerr R, Tester W, O'Meara P, Maccarrone C, Bowles R et al. Comparison of a once-a-day sustained-release morphine formulation with standard oral morphine treatment for cancer pain. J Pain Symptom Manage. 1997;14:63–73.

40. Bruera E, Belzile M, Pituskin E, Fainsinger R, Darke A, Harsanyi Z et al. Randomized, double-blind, cross-over trial comparing safety and efficacy of oral controlled-release oxycodone with controlled-release morphine in patients with cancer

pain. J Clin Oncol. 1998;16:3222–9.

41. Chen Y, Zhu W, Liang H, Wu G. The analgesic effect of ibuprofen-codeine sustained release tablets on postoperative and cancer pain. Chinese Journal of Clinical Rehabilitation 2003;7:1290–1.

42. Finn JW, Walsh TD, MacDonald N, Bruera E, Krebs LU, Shepard KV. Placebo-blinded study of morphine sulfate sustained-release tablets and immediate-release morphine sulfate solution in outpatients with chronic pain due to advanced cancer. Journal of clinical oncology. 1993;11(5):967–72.

43. Gabrail NY, Dvergsten C, Ahdieh H. Establishing the dosage equivalency of oxymorphone extended release and oxycodone controlled release in patients with cancer pain: a randomized controlled study. Curr Med Res Opin. 2004;20:911–8.

44. Hagen NA, Babul N. Comparative clinical efficacy and safety of a novel controlled-release oxycodone formulation and controlled-release hydromorphone in the treatment of cancer pain. Cancer. 1997;79:1428–37.

45. Hanna M, Thipphawong J, The 118 Study Group. A randomized, double-blind comparison of OROS(R) hydromorphone and controlled-release morphine for the control of chronic cancer pain. BMC Palliat Care. 2008;7:17.

46. Heiskanen T, Kalso E. Controlled-release oxycodone and morphine in cancer related pain. Pain. 1997;73:37–45.

47. Homsi J, Walsh D, Lasheen W, Nelson KA, Rybicki LA, Bast J et al. A comparative study of 2 sustained-release morphine preparations for pain in advanced cancer. Am J Hosp Palliat Care. 2010;27:99–105.

48. Kalso E, Vainio A. Morphine and oxycodone hydrochloride in the management of cancer pain. Clin Pharmacol Ther. 1990;47:639–46.

49. Klepstad P, Kaasa S, Jystad A, Hval B, Borchgrevink PC. Immediate- or sustained-release morphine for dose finding during start of morphine to cancer patients: a randomized, double-blind trial. Pain. 2003;101:193–8.

50. Koch A, Bergman B, Holmberg E, Sederholm C, Ek L, Kosieradzki J et al. Effect of celecoxib on survival in patients with advanced non-small cell lung cancer: a double blind randomised clinical phase III trial (CYCLUS study) by the Swedish Lung Cancer Study Group. Eur J Cancer. 2011;47:1546–55.

51. Kress HG, Koch ED, Kosturski H, Steup A, Karcher K, Dogan C et al. Direct conversion from tramadol to tapentadol prolonged release for moderate to severe, chronic malignant tumour-related pain. Eur J Pain. 2016;20:1513–8.

52. Marinangeli F, Ciccozzi A, Aloisio L, Colangeli A, Paladini A, Bajocco C et al. Improved cancer pain treatment using combined fentanyl-TTS and tramadol. Pain Pract. 2007;7:307–2.

参考文献

53. Mercadante S, Casuccio A, Agnello A, Serretta R, Calderone L, Barresi L et al. Morphine versus methadone in the pain treatment of advanced-cancer patients followed up at home. J Clin Oncol. 1998;16:3656–61.

54. Minotti V, Betti M, Ciccarese G, Fumi G, Tonato M, Del Favero A. A double-blind study comparing two single-dose regimens of ketorolac with diclofenac in pain due to cancer. Pharmacotherapy. 1998;18:504–8.

55. Mucci-LoRusso P, Berman BS, Silberstein PT, Citron ML, Bressler L, Weinstein SM et al. Controlled-release oxycodone compared with controlled-release morphine in the treatment of cancer pain: a randomized, double-blind, parallel-group study. Eur J Pain. 1998;2:239–49.

56. Pannuti F, Robustelli della Cuna G, Ventaffrida V, Strocchi E, Camaggi CM, The TD/10 recordati Protocol Study Group. A double-blind evaluation of the analgesic efficacy and toxicity of oral ketorolac and diclofenac in cancer pain. Tumori. 1999;85:96–100.

57. Poulain P. A study to evaluate the effectiveness and safety of CG5503 (tapentadol) in the treatment of chronic tumor-related pain compared with placebo and morphine. ClinicalTrials.gov 2010; NCT00505414.

58. Rodríguez MJ, Contreras D, Gálvez R, Castro A, Camba MA, Busquets C et al. Double-blind evaluation of short-term analgesic efficacy of orally administered dexketoprofen trometamol and ketorolac in bone cancer pain. Pain. 2003;104:103–10.

59. Ventafridda V, Ripamonti C, Bianchi M, Sbanotto A, De Conno F. A randomized study on oral administration of morphine and methadone in the treatment of cancer pain. J Pain Symptom Manage. 1986;1:203–7.

60. Walsh TD, MacDonald N, Bruera E, Shepard KV, Michaud M, Zanes R. A controlled study of sustained-release morphine sulfate tablets in chronic pain from advanced cancer. Am J Clin Oncol. 1992;15(3):268–72.

61. Wilder-Smith CH, Schimke J, Osterwalder B, Senn HJ. Oral tramadol, a mu-opioid agonist and monoamine reuptake-blocker, and morphine for strong cancer-related pain. Ann Oncol. 1994;5:141–6.

62. Wong JO, Chiu GL, Tsao CJ, Chang CL. Comparison of oral controlled-release morphine with transdermal fentanyl in terminal cancer pain. Acta Anaesthesiol Sin. 1997;35:25–32.

63. Dellemijn PL, Verbiest HB, van Vliet JJ, Roos PJ, Vecht CJ. Medical therapy of malignant nerve pain. A randomised double-blind explanatory trial with naproxen versus slow-release morphine. Eur J Cancer. 1994;30a:1244–50.

64. Moertel CG, Ahmann DL, Taylor WF, Schwartau N. Aspirin and pancreatic cancer pain. Gastroenterology. 1971;60:552–3.

65. Staquet M, Gantt C, Machin D. Effect of a nitrogen analog of tetrahydrocannabinol on cancer pain. Clin Pharmacol Ther. 1978;23:397–401.

66. Staquet M, Luyckx A, Van Cauwenberge H. A double-blind comparison of alclofenac, pentazocine, and codeine with placebo control in pathologic pain. J Clin Pharmacol New Drugs. 1971;11:450–5.

67. Staquet M, Renaud A. Double-blind, randomized trial of piroxicam and codeine in cancer pain. Curr Ther Res. 1993;53:435–40.

68. Minotti V, Patoia L, Roila F, Basurto C, Tonato M, Pasqualucci V et al. Double-blind evaluation of short-term analgesic efficacy of orally administered diclofenac, diclofenac plus codeine, and diclofenac plus imipramine in chronic cancer pain. Pain. 1998;74:133–7.

69. Bauer M, Schmid H, Schulz-Wentland R. Gynecologic carcinoma patients with chronic pain. Comparison of sublingual buprenorphine with tilidine plus naloxone. Therapiewoche. 1985;35:3943–7.

70. Poulain P, Denier W, Douma J, Hoerauf K, Samija M, Sopata M et al. Efficacy and safety of transdermal buprenorphine: a randomized, placebo-controlled trial in 289 patients with severe cancer pain. J Pain Symptom Manage. 2008;36:117–25.

71. Ferrer-Brechner T, Ganz P. Combination therapy with ibuprofen and methadone for chronic cancer pain. Am J Med. 1984:77:78–83.

72. Sittl R, Griessinger N, Likar R. Analgesic efficacy and tolerability of transdermal buprenorphine in patients with inadequately controlled chronic pain related to cancer and other disorders: a multicenter, randomized, double-blind, placebo-controlled trial. Clin Ther. 2003;25:150–68.

73. Rodriguez M, Barutell C, Rull M, Gálvez R, Pallarés J, Vidal F et al. Efficacy and tolerance of oral dipyrone versus oral morphine for cancer pain. Eur J Cancer. 1994;30a:584–7.

74. Xiao Y, Liu J, Huang XE, Ca LH, Ma YM, Wei W et al. Clinical study on fluvoxamine combined with oxycodone prolonged-release tablets in treating patients with moderate to severe cancer pain. Asian Pac J Cancer Prev. 2014;15:10445–9.

75. Rodriguez R, Bravo LE, Castro F, Montoya O, Castillo JM, Castillo MP et al. Incidence of weak opioids adverse events in the management of cancer pain: a double-blind comparative trial. J Palliat Med. 2007;10:56–60.

76. Kress HG, Koch ED, Kosturski H, Steup A, Karcher K, Lange B et al. Tapentadol prolonged release for managing moderate to severe, chronic malignant tumor-related pain. Pain Physician. 2014;17(4):329–43.

77. Portenoy RKH, Hagen NA. Breakthrough pain: definition, prevalence and characteristics. Pain. 1990;41:273–81.

参考文献

78. Mercadante S, Bruera E. Opioid switching: a systematic and critical review. Cancer Treat Rev. 2006;32:304–15.

79. Caraceni A, Hanks G, Kaasa S, Bennett MI, Brunelli C, Cherny N et al. Use of opioid analgesics in the treatment of cancer pain: evidence-based recommendations from the EAPC. Lancet Oncol. 2012;13:e58–68.

80. Knudsen J, Mortensen SM, Eikard B, Henriksen H. [Morphine depot tablets compared with conventional morphine tablets in the treatment of cancer pain]. Ugeskr Laeger. 1985;147:780–4.

81. Thirlwell MP, Sloan PA, Maroun JA, Boos GJ, Besner JG, Stewart JH et al. Pharmacokinetics and clinical efficacy of oral morphine solution and controlled-release morphine tablets in cancer patients. Cancer. 1989;63:2275–83.

82. Cundiff D, McCarthy K, Savarese JJ, Kaiko R, Thomas G, Grandy R et al. Evaluation of a cancer pain model for the testing of long-acting analgesics. The effect of MS Contin in a double-blind, randomized crossover design. Cancer. 1989;63:2355–9.

83. Ventafridda V, Saita L, Barletta L, Sbanotto A, De Conno F. Clinical observations on controlled-release morphine in cancer pain. J Pain Symptom Manage. 1989;4:124–9.

84. Hanks GW, Twycross RG, Bliss JM. Controlled release morphine tablets: a double-blind trial in patients with advanced cancer. Anaesthesia. 1987;42:840–4.

85. Gourlay GK, Cherry DA, Onley MM, Tordoff SG, Conn DA, Hood GM et al. Pharmacokinetics and pharmacodynamics of twenty-four-hourly Kapanol compared to twelve-hourly MS Contin in the treatment of severe cancer pain. Pain. 1997;69:295–302.

86. Gillette J, Ferme C, Moisy N, Mignot L, Schach R, Vignaux J-R et al. Double-blind crossover clinical and pharmacokinetic comparison of oral morphine syrup and sustained release morphine sulfate capsules in patients with cancer-related pain. Clin Drug Investig. 1997;14:22–7.

87. Walsh T. Clinical evaluation of slow release morphine tablets. Adv Pain Res Ther. 1985;9:727–31.

88. Moulin DE, Kreeft JH, Murray-Parsons N, Bouquillon AI. Comparison of continuous subcutaneous and intravenous hydromorphone infusions for management of cancer pain. Lancet. 1991;337:465–8.

89. Gowing L, Ali R, White JM, Mbewe D. Buprenorphine for managing opioid withdrawal. Cochrane Database Syst Rev. 2017;(2):CD002025.

90. Amato L, Davoli M, Minozzi S, Ferroni E, Ali R, Ferri M. Methadone at tapered doses for the management of opioid withdrawal. Cochrane Database Syst Rev. 2013;(2):CD003409.

91. Bruera E, Watanabe S. Corticosteroids as adjuvant analgesics. J Pain Symptom Manage. 1994;9(7):442–5.

92. Bruera E, Roca E, Cedaro L, Carraro S, Chacon R. Action of oral methylprednisolone in terminal cancer patients: a prospective randomized double-blind study. Cancer Treat Rep. 1985;69:751–4.

93. Popiela T, Lucchi R, Giongo F. Methylprednisolone as palliative therapy for female terminal cancer patients. The Methylprednisolone Female Preterminal Cancer Study Group. Eur J Cancer Clin Oncol. 1989;25:1823–9.

94. Twycross RG, Guppy D. Prednisolone in terminal breast and bronchogenic cancer. Practitioner. 1985;229:57–9.

95. Della Cuna GR, Pellegrini A, Piazzi M. Effect of methylprednisolone sodium succinate on quality of life in preterminal cancer patients: a placebo-controlled, multi-center study. The Methylprednisolone Preterminal Cancer Study Group. Eur J Cancer Clin Oncol. 1989;25:1817–21.

96. Bruera E, Moyano JR, Sala R, Rico MA, Bosnjak S, Bertolino M et al. Dexamethasone in addition to metoclopramide for chronic nausea in patients with advanced cancer: a randomized controlled trial. J Pain Symptom Manage. 2004;28:381–8.

97. Yennurajalingam S, Frisbee-Hume S, Palmer JL, Delgado-Guay MO, Bull J, Phan AT et al. Reduction of cancer-related fatigue with dexamethasone: a double-blind, randomized, placebo-controlled trial in patients with advanced cancer. J Clin Oncol. 2013;31:3076–82.

98. Paulsen O, Klepstad P, Rosland JH, Aass N, Albert E, Fayers P et al. Efficacy of methylprednisolone on pain, fatigue, and appetite loss in patients with advanced cancer using opioids: a randomized, placebo-controlled, double-blind trial. J Clin Oncol. 2014;32:3221–8.

99. Mishra S, Bhatnagar S, Goyal GN, Rana SP, Upadhya SP. A comparative efficacy of amitriptyline, gabapentin, and pregabalin in neuropathic cancer pain: a prospective randomized double-blind placebo-controlled study. Am J Hosp Palliat Care. 2012;29:177–82.

100. Fallon MT. Neuropathic pain in cancer. Br J Anaesth. 2013;111:105–11.

101. Vedula SS, Bero L, Scherer RW, Dickersin K. Outcome reporting in industry-sponsored trials of gabapentin for off-label use. N Engl J Med. 2009;361(320):1963–71.

102. Vedula SS, Goldman PS, Rona IJ, Greene TM, Dickersin K. Implementation of a publication strategy in the context of reporting biases. A case study based on new documents from Neurontin litigation. Trials. 2012;13:136.

103. Vedula SS, Li T, Dickersin K. Differences in reporting of analyses in internal company documents versus published trial reports: comparisons in industry-sponsored

参考文献

trials in off-label uses of gabapentin. PLoS Med. 2013;10:e1001378.

104. Dickersin K. Reporting and other biases in studies of Neurontin for migraine, psychiatric/bipolar disorders, nociceptive pain, and neuropathic pain. 2008 Online (https://www.industrydocumentslibrary.ucsf.edu/drug/docs/#id=njhw0217, accessed 26 September 2018).

105. Ripamonti CI, Santini D, Maranzano E, Berti M, Roila F. Management of cancer pain: ESMO Clinical Practice Guidelines. Ann Oncol. 2012;23(Suppl. 7):vii139–54.

106. Wong R, Wiffen PJ. Bisphosphonates for the relief of pain secondary to bone metastases. Cochrane Database Syst Rev. 2002:CD002068.

107. Hoskin P, Sundar S, Reczko K, Forsyth S, Mithal N, Sizer B et al. A multicenter randomized trial of Ibandronate compared with single-dose radiotherapy for localized metastatic bone pain in prostate cancer. J Natl Cancer Inst. 2015;107(110):pii:djv197.

108. Body JJ, Diel IJ, Lichinitser MR, Kreuser ED, Dornoff W, Gorbunova VA et al. Intravenous ibandronate reduces the incidence of skeletal complications in patients with breast cancer and bone metastases. Ann Oncol. 2003;14:1399–405.

109. Body JJ, Diel IJ, Lichinitzer M, Lazarev A, Pecherstorfer M, Bell R et al. Oral ibandronate reduces the risk of skeletal complications in breast cancer patients with metastatic bone disease: results from two randomised, placebo-controlled phase III studies. Br J Cancer. 2004;90:1133–7.

110. Broom RJ, Hinder V, Sharples K, Proctor J, Duffey S, Pollard S et al. Everolimus and zoledronic acid in patients with renal cell carcinoma with bone metastases: a randomized first-line phase II trial. Clin Genitourin Cancer. 2015;13:50–8.

111. Dearnaley DP, Sydes MR, Mason MD, Stott M, Powell CS, Robinson AC et al. A double-blind, placebo-controlled, randomized trial of oral sodium clodronate for metastatic prostate cancer (MRC PR05 Trial). J Natl Cancer Inst. 2003;95:1300–11.

112. Diel I, Body JJ, Lichinitser MR, Kreuser ED, Dornoff W, Gorbunova VA et al. Improved quality of life after long-term treatment with the bisphosphonate ibandronate in patients with metastatic bone disease due to breast cancer. Eur J Cancer. 2004;40:1704–12.

113. Elomaa I, Kylmala T, Tammela T, Viitanen J, Ottelin J, Ruutu M et al. Effect of oral clodronate on bone pain. A controlled study in patients with metastatic prostatic cancer. Int Urol Nephrol. 1992;24:159–66.

114. Ernst DS, Brasher P, Hagen N, Paterson AH, MacDonald RN, Bruera E. A randomized, controlled trial of intravenous clodronate in patients with metastatic bone disease and pain. J Pain Symptom Manage. 1997;13:319–26.

115. Ernst DS, MacDonald N, Paterson AHG, Jensen J, Brasher P, Bruera E. A double-blind, crossover trial of intravenous clodronate in metastatic bone pain.

J Pain Symptom Manage. 1992;7:4–11.

116. Ernst DS, Tannock IF, Winquist EW, Venner PM, Reyno L, Moore MJ et al. Randomized, double-blind, controlled trial of mitoxantrone/prednisone and clodronate versus mitoxantrone/prednisone and placebo in patients with hormone-refractory prostate cancer and pain. J Clin Oncol. 2003;21:3335–42.

117. Heras P, Kritikos K, Hatzopoulos A, Georgopoulou AP. Efficacy of ibandronate for the treatment of skeletal events in patients with metastatic breast cancer. Eur J Cancer Care. 2009;18:653–6.

118. Hortobagyi GN, Theriault RL, Porter L, Blayney D, Lipton A, Sinoff C et al. Efficacy of pamidronate in reducing skeletal complications in patients with breast cancer and lytic bone metastases. Protocol 19 Aredia Breast Cancer Study Group. N Engl J Med. 1996;335:1785–91.

119. James N, Pirrie S, Pope A, Barton D, Andronis L, Goranitis I et al. TRAPEZE: a randomised controlled trial of the clinical effectiveness and cost-effectiveness of chemotherapy with zoledronic acid, strontium-89, or both, in men with bony metastatic castration-refractory prostate cancer. Health Technol Assess. 2016;20:1–288.

120. Kanis JA, Powles T, Paterson AH, McCloskey EV, Ashley S. Clodronate decreases the frequency of skeletal metastases in women with breast cancer. Bone. 1996;19:663–7.

121. Kohno N, Aogi K, Minami H, Nakamura S, Asaga T, Iino Y et al. Zoledronic acid significantly reduces skeletal complications compared with placebo in Japanese women with bone metastases from breast cancer: a randomized, placebo-controlled trial. J Clin Oncol. 2005;23:3314–21.

122. Kristensen B, Ejlertsen B, Groenvold M, Hein S, Loft H, Mouridsen HT. Oral clodronate in breast cancer patients with bone metastases: a randomized study. J Intern Med. 1999;246:67–74.

123. Kylmala T, Tammela T, Risteli L, Risteli J, Taube T, Elomaa I. Evaluation of the effect of oral clodronate on skeletal metastases with type 1 collagen metabolites. A controlled trial of the Finnish Prostate Cancer Group. Eur J Cancer. 1993;29A:821–5.

124. Lipton A, Theriault RL, Hortobagyi GN, Simeone J, Knight RD, Mellars K et al. Pamidronate prevents skeletal complications and is effective palliative treatment in women with breast carcinoma and osteolytic bone metastases: long term follow-up of two randomized, placebo-controlled trials. Cancer. 2000;88:1082–90.

125. Martoni A, Guaraldi M, Camera P, Biagi R, Marri S, Beghe F et al. Controlled clinical study on the use of dichloromethylene diphosphonate in patients with breast carcinoma metastasizing to the skeleton. Oncology. 1991;48:97–101.

126. Meulenbeld H, van Werkhoven ED, Coenen JL, Creemers GJ, Loosveld OJ,

de Jong PC et al. Randomised phase II/III study of docetaxel with or without risedronate in patients with metastatic Castration Resistant Prostate Cancer (CRPC), the Netherlands Prostate Study (NePro). Eur J Cancer. 2012;48:2993–3000.

127. Murakami H, Yamanaka T, Seto T, Sugio K, Okamoto I, Sawa T et al. Phase II study of zoledronic acid combined with docetaxel for non-small-cell lung cancer: West Japan Oncology Group. Cancer Sci. 2014;105:989–95.

128. O'Rourke N, McCloskey E, Houghton F, Huss H, Kanis JA. Double-blind, placebo-controlled, dose-response trial of oral clodronate in patients with bone metastases. J Clin Oncol. 1995;13:929–34.

129. Pan Y, Jin H, Chen W, Yu Z, Ye T, Zheng Y et al. Docetaxel with or without zoledronic acid for castration-resistant prostate cancer. Int Urol Nephrol. 2014;46:2319–26.

130. Paterson AH, Powles TJ, Kanis JA, McCloskey E, Hanson J, Ashley S. Double-blind controlled trial of oral clodronate in patients with bone metastases from breast cancer. J Clin Oncol. 1993;11:59–65.

131. Piga A, Bracci R, Ferretti B, Sandri P, Nortilli R, Acito L et al. A double blind randomized study of oral clodronate in the treatment of bone metastases from tumors poorly responsive to chemotherapy. J Exp Clin Cancer Res. 1998;17:213–7.

132. Robertson AG, Reed NS, Ralston SH. Effect of oral clodronate on metastatic bone pain: a double-blind, placebo-controlled study. J Clin Oncol. 1995;13:2427–30.

133. Rosen LS, Gordon D, Tchekmedyian S, Yanagihara R, Hirsh V, Krzakowski M et al. Zoledronic acid versus placebo in the treatment of skeletal metastases in patients with lung cancer and other solid tumors: a phase III, double-blind, randomized trial--the Zoledronic Acid Lung Cancer and Other Solid Tumors Study Group. J Clin Oncol. 2003;21:3150–7.

134. Siris ES, Hyman GA, Canfield RE. Effects of dichloromethylene diphosphonate in women with breast carcinoma metastatic to the skeleton. Am J Med. 1983;74:401–6.

135. Small EJ, Smith MR, Seaman JJ, Petrone S, Kowalski MO. Combined analysis of two multicenter, randomized, placebo-controlled studies of pamidronate disodium for the palliation of bone pain in men with metastatic prostate cancer. J Clin Oncol. 2003;21:4277–84.

136. Smith J, Jr. Palliation of painful bone metastases from prostate cancer using sodium etidronate: results of a randomized, prospective, double-blind, placebo-controlled study. J Urol. 1989;141:85–7.

137. Smith MR, Halabi S, Ryan CJ, Hussain A, Vogelzang N, Stadler W et al. Randomized controlled trial of early zoledronic acid in men with castration-sensitive

prostate cancer and bone metastases: results of CALGB 90202 (alliance). J Clin Oncol. 2014;32:1143–50.

138. Theriault RL, Lipton A, Hortobagyi GN, Leff R, Glück S, Stewart JF et al. Pamidronate reduces skeletal morbidity in women with advanced breast cancer and lytic bone lesions: a randomized, placebo-controlled trial. Protocol 18 Aredia Breast Cancer Study Group. J Clin Oncol. 1999;17:846–54.

139. Tripathy D, Lichinitzer M, Lazarev A, MacLachlan SA, Apffelstaedt J, Budde M et al. Oral ibandronate for the treatment of metastatic bone disease in breast cancer: efficacy and safety results from a randomized, double-blind, placebo-controlled trial. Ann Oncol. 2004;15:743–50.

140. Tubiana-Hulin M, Beuzeboc P, Mauriac L, Barbet N, Frenay M, Monnier A et al. [Double-blinded controlled study comparing clodronate versus placebo in patients with breast cancer bone metastases]. Bull Cancer. 2001;88:701–7.

141. Ueno S, Mizokami A, Fukagai T, Fujimoto N, Oh-Oka H, Kondo Y et al. Efficacy of combined androgen blockade with zoledronic acid treatment in prostate cancer with bone metastasis: the ZABTON-PC (zoledronic acid/androgen blockade trial on prostate cancer) study. Anticancer Res. 2013;33:3837–44.

142. van Holten-Verzantvoort AT, Bijvoet OLM, Hermans J, Harinck HIJ, Elte JWF, Beex LVAM et al. Reduced morbidity from skeletal metastases in breast cancer patients during long-term bisphosphonate (APD) treatment. Lancet 2. 1987;330:983–5.

143. van Holten-Verzantvoort AT, Kroon HM, Bijvoet OL, Cleton FJ, Beex LV, Blijham G et al. Palliative pamidronate treatment in patients with bone metastases from breast cancer. J Clin Oncol. 1993;11:491–8.

144. Vinholes J, Purohit O, Abbey M, Eastell R, Coleman R. Relationships between biochemical and symptomatic response in a double-blind randomised trial of pamidronate for metastatic bone disease. Ann Oncol. 1997;8:1243–50.

145. Wang Y, Tao H, Yu X, Wang Z, Wang M. Clinical significance of zoledronic acid and strontium-89 in patients with asymptomatic bone metastases from non-small-cell lung cancer. Clin Lung Cancer. 2013;14:254–60.

146. Zaghloul MS, Boutrus R, El-Hossieny H, Kader YA, El-Attar I, Nazmy M. A prospective, randomized, placebo-controlled trial of zoledronic acid in bony metastatic bladder cancer. Int J Clin Oncol. 2010;15:382–9.

147. Zarogoulidis K, Boutsikou E, Zarogoulidis P, Eleftheriadou E, Kontakiotis T, Lithoxopoulou H et al. The impact of zoledronic acid therapy in survival of lung cancer patients with bone metastasis. Int J Cancer. 2009;125:1705–9.

148. Rosen L, Gordon DH, Dugan W Jr, Major P, Eisenberg PD, Provencher L et al. Zoledronic acid is superior to pamidronate for the treatment of bone metastases in

breast carcinoma patients with at least one osteolytic lesion. Cancer. 2004;100:36–43.

149. Body J, Lichinitser M, Tjulandin S, Garnero P, Bergstrom B. Oral ibandronate is as active as intravenous zoledronic acid for reducing bone turnover markers in women with breast cancer and bone metastases. Ann Oncol. 2007;18:1165–71.

150. Francini F, Pascucci A, Bargagli G, Francini E, Conca R, Miano ST et al. Effects of intravenous zoledronic acid and oral ibandronate on early changes in markers of bone turnover in patients with bone metastases from non-small cell lung cancer. Int J Clin Oncol. 2011;16:264–9.

151. Choudhury KB, Mallik C, Sharma S, Choudhury DB, Maiti S, Roy C. A randomized controlled trial to compare the efficacy of bisphosphonates in the management of painful bone metastasis. Indian J Palliat Care. 2011;17:210–18.

152. Wang F, Chen W, Chen H, Mo L, Jin H, Yu Z et al. Comparison between zoledronic acid and clodronate in the treatment of prostate cancer patients with bone metastases. Med Oncol. 2013;30:657.

153. Barrett-Lee P, Casbard A, Abraham J, Hood K, Coleman R, Simmonds P et al. Oral ibandronic acid versus intravenous zoledronic acid in treatment of bone metastases from breast cancer: a randomised, open label, non-inferiority phase 3 trial. Lancet Oncol. 2014;15:114–22.

154. von Au A, Milloth E, Diel I, Stefanovic S, Hennigs A, Wallwiener M et al. Intravenous pamidronate versus oral and intravenous clodronate in bone metastatic breast cancer: a randomized, open-label, non-inferiority Phase III trial. Onco Targets Ther. 2016;9:4173–80.

155. Toussaint ND, Elder GJ, Kerr PG. Bisphosphonates in chronic kidney disease; balancing potential benefits and adverse effects on bone and soft tissue. Clin J Am Soc Nephrol. 2009;4:221–33.

156. Botteman M, Barghout V, Stephens J, Hay J, Brandman J, Aapro M et al. Cost effectiveness of bisphosphonates in the management of breast cancer patients with bone metastases. Ann Oncol. 2006;17:1072–82.

157. Fleurence RL, Iglesias CP, Johnson JM. The cost effectiveness of bisphosphonates for the prevention and treatment of osteoporosis: a structured review of the literature. Pharmacoeconomics. 2007;25:913–33.

158. Lippuner K, Pollock RF, Smith-Palmer J, Meury T, Valentine WJ. A review of the cost effectiveness of bisphosphonates in the treatment of post-menopausal osteoporosis in Switzerland. Appl Health Econ Health Policy. 2011;9:403–17.

159. Sopata M, Katz N, Carey W, Smith MD, Keller D, Verburg KM et al. Efficacy and safety of tanezumab in the treatment of pain from bone metastases. Pain. 2015;156:1703–13.

160. Body JJ, Facon T, Coleman RE, Lipton A, Geurs F, Fan M et al. A study of the biological receptor activator of nuclear factor-kappaB ligand inhibitor, denosumab, in patients with multiple myeloma or bone metastases from breast cancer. Clin Cancer Res. 2006;12:1221-8.

161. Lipton A, Steger GG, Figueroa J, Alvarado C, Solal-Celigny P, Body JJ et al. Extended efficacy and safety of denosumab in breast cancer patients with bone metastases not receiving prior bisphosphonate therapy. Clin Cancer Res. 2008;4:6690-6.

162. Fizazi K, Lipton A, Mariette X, Body JJ, Rahim Y, Gralow JR et al. Randomized phase II trial of denosumab in patients with bone metastases from prostate cancer, breast cancer, or other neoplasms after intravenous bisphosphonates. J Clin Oncol. 2009;27:1564-71.

163. Stopeck AT, Lipton A, Body JJ, Steger GG, Tonkin K, de Boer RH et al. Denosumab compared with zoledronic acid for the treatment of bone metastases in patients with advanced breast cancer: a randomized, double-blind study. J Clin Oncol. 2010;28:5132-9.

164. Henry DH, Costa L, Goldwasser F, Hirsh V, Hungria V, Prausova J et al. Randomized, double-blind study of denosumab versus zoledronic acid in the treatment of bone metastases in patients with advanced cancer (excluding breast and prostate cancer) or multiple myeloma. J Clin Oncol. 2011;29:1125-32.

165. Fizazi K, Carducci M, Smith M, Damião R, Brown J, Karsh L et al. Denosumab versus zoledronic acid for treatment of bone metastases in men with castration-resistant prostate cancer: a randomised, double-blind study. Lancet. 2011;377:813-22.

166. Martin M, Bell R, Bourgeois H, Brufsky A, Diel I, Eniu A et al. Bone-related complications and quality of life in advanced breast cancer: results from a randomized phase III trial of denosumab versus zoledronic acid. Clin Cancer Res. 2012;18:4841-9.

167. Cleeland CS, Body JJ, Stopeck A, von Moos R, Fallowfield L, Mathias SD et al. Pain outcomes in patients with advanced breast cancer and bone metastases: results from a randomized, double-blind study of denosumab and zoledronic acid. Cancer. 2013;119:832-8.

168. Lipton A, Fizazi K, Stopeck AT, Henry DH, Brown JE, Yardley DA et al. Superiority of denosumab to zoledronic acid for prevention of skeletal-related events: a combined analysis of 3 pivotal, randomised, phase 3 trials. Eur J Cancer. 2012;48:3082-92.

169. De Felice F, Piccioli A, Musio D, Tombolini V. The role of radiation therapy in bone metastases management. Oncotarget. 2017;8:25691-9.

170. Altundağ MB, Üçer AR, Çalikoğlu T, Güran Z. Single (500 cGy, 800 cGy) and multifraction (300x10 cGy) radiotherapy schedules in the treatment of painful bone metastases. THOD Turk Hematol.-Onkol. Derg. 2002;12:16-21.

参考文献

171. Amouzegar-Hashemi F, Behrouzi H, Kazemian A, Zarpak B, Haddad P. Single versus multiple fractions of palliative radiotherapy for bone metastases: a randomized clinical trial in Iranian patients. Curr Oncol. 2008;15:151.

172. Anter AH. Single fraction versus multiple fraction radiotherapy for treatment of painful bone metastases: a prospective study; Mansoura experience. Forum of Clinical Oncology. 2015;6:8–13.

173. Badzio A, Senkus–Konefka E, Jereczek–Fossa BA, Adamska K, Fajndt S, Tesmer-Laskowska I et al. 20 Gy in five fractions versus 8 Gy in one fraction in palliative radiotherapy of bone metastases. A multicenter randomized study. Nowotwory Journal of Oncology. 2003;3:261–4.

174. Bone Pain Trial Working. 8 Gy single fraction radiotherapy for the treatment of metastatic skeletal pain: randomised comparison with a multifraction schedule over 12 months of patient follow-up. Radiother Oncol. 1999;52:111–21.

175. Chow E, van der Linden YM, Roos D, Hartsell WF, Hoskin P, Wu JS et al. Single versus multiple fractions of repeat radiation for painful bone metastases: a randomised, controlled, non-inferiority trial. Lancet Oncol. 2013;15:164–71.

176. Foro Arnalot P, Fontanals AV, Galcerán JC, Lynd F, Latiesas XS, de Dios NR et al. Randomized clinical trial with two palliative radiotherapy regimens in painful bone metastases: 30 Gy in 10 fractions compared with 8 Gy in single fraction. Radiother Oncol. 2008;89:150–5.

177. Gaze MN, Kelly CG, Kerr GR, Cull A, Cowie VJ, Gregor A et al. Pain relief and quality of life following radiotherapy for bone metastases: a randomised trial of two fractionation schedules. Radiother Oncol. 1997;45:109–16.

178. Gutierrez Bayard L, Salas Buzon M del C, Angulo Pain E, de Ingunza Baron L. Radiation therapy for the management of painful bone metastases: results from a randomized trial. Reports of practical oncology and radiotherapy. 2014;19:405–11.

179. Hamouda WE, Roshdy W, Teema M. Single versus conventional fractionated radiotherapy in the palliation of painful bone metastases. Gulf J Oncolog. 2007;1:35–41.

180. Hartsell WF, Scott CB, Bruner DW, Scarantino CW, Ivker RA, Roach M 3rd et al. Randomized trial of short- versus long-course radiotherapy for palliation of painful bone metastases. J Natl Cancer Inst. 2005;97:798–804.

181. Kagei K, Suzuki K, Shirato H, Nambu T, Yoshikawa H, Irie G. [A randomized trial of single and multifraction radiation therapy for bone metastasis: a preliminary report]. Gan No Rinsho Japan Journal of Cancer Clinics. 1990;36:2553–8.

182. Koswig S, Budach V. Remineralisation und Schmerzlinderung von Knochenmetastasen nach unterschiedlich fraktionierter Strahlentherapie (10mal 3 Gy vs. 1mal 8 Gy). Eine prospektive Studie. Strahlentherapie und Onkologie. 1999:175:500–8.

183. Nielsen OS, Bentzen SM, Sandberg E, Gadeberg CC, Timothy AR. Randomized trial of single dose versus fractionated palliative radiotherapy of bone metastases. Radiother Oncol. 1998;47:233–40.

184. Price P, Hoskin PJ, Easton D, Austin D, Palmer SG, Yarnold JR. Prospective randomised trial of single and multifraction radiotherapy schedules in the treatment of painful bony metastases. Radiother Oncol. 1986;6:247–55.

185. Roos DE, Turner SL, O'Brien PC, Smith JG, Spry NA, Burmeister BH et al. Randomized trial of 8 Gy in 1 versus 20 Gy in 5 fractions of radiotherapy for neuropathic pain due to bone metastases (Trans-Tasman Radiation Oncology Group, TROG 96.05). Radiother Oncol. 2005;75:54–63.

186. Sarkar SK, Sarkar S, Pahari B, Majumdar D. Multiple and single fraction palliative radiotherapy in bone secondaries – a prospective study. Indian J Radiol Imaging. 2002;12:281–4.

187. van der Linden YM, Lok JJ, Steenland E, Martijn H, van Houwelingen H, Marijnen CA et al. Single fraction radiotherapy is efficacious: a further analysis of the Dutch Bone Metastasis Study controlling for the influence of retreatment. Int J Radiat Oncol Biol Phys. 2004;59:528–37.

188. Cole DJ. A randomized trial of a single treatment versus conventional fractionation in the palliative radiotherapy of painful bone metastases. Clin Oncol. (R Coll Radiol). 1989;1:59–62.

189. Foro P, Algara M, Reig A, Lacruz M, Valls A. Randomized prospective trial comparing three schedules of palliative radiotherapy. Preliminary results. Oncologia (Spain). 1998;21:55–60.

190. Meeuse JJ, van der Linden YM, van Tienhoven G, Gans RO, Leer JW, Reyners AK et al. Efficacy of radiotherapy for painful bone metastases during the last 12 weeks of life: results from the Dutch Bone Metastasis Study. Cancer. 2010;116:2716–25.

191. Özsaran Z, Yalman D, Anacak Y, Esassolak M, Haydaroğlu A. Palliative radiotherapy in bone metastases: results of a randomized trial comparing three fractionation schedules. Strahlentherapie und Onkologie (German). 2001;6:43–8.

192. Safwat E, El-Nahas T, Metwally H, Abdelmotgally R, Kassem N. Palliative fractionated radiotherapy for bone metastases clinical and biological assessment of single versus multiple fractions. J Egypt Natl Canc Inst. 2007;19:21–7.

193. Steenland E, Leer JW, van Houwelingen H, Post WJ, van den Hout WB, Kievit J et al. The effect of a single fraction compared to multiple fractions on painful bone metastases: a global analysis of the Dutch Bone Metastasis Study. Radiother Oncol. 1999;52:101–9.

194. Yoon F, Morton GC. Single fraction radiotherapy versus multiple fraction radiotherapy for bone metastases in prostate cancer patients: comparative effectiveness.

参考文献

Cancer Manag Res. 2014;6:451–7.

195. Storto G, Gallicchio R, Pellegrino T, Nardelli A, De Luca S, Capacchione D et al. Impact of (1)(8)F-fluoride PET-CT on implementing early treatment of painful bone metastases with Sm-153 EDTMP. Nucl Med Biol. 2013;40:518–23.

196. Parker C, Nilsson S, Heinrich D, Helle SI, O'Sullivan JM, Fosså SD et al. Alpha emitter radium-223 and survival in metastatic prostate cancer. N Engl J Med. 2013;369:213–23.

197. Moher D, Hopewell S, Schulz KF, Montori V, Gøtzsche PC, Devereaux PJ et al. CONSORT 2010 Explanation and Elaboration: Updated guidelines for reporting parallel group randomised trials. J Clin Epidemiol. 2010;63:e1–37.

附　　录

附录 1 疼痛的评估量表与工具

设计最佳的镇痛方案是医护执业者最基本的任务之一,取决于对患者疼痛的评估,包括疼痛的原因、严重程度和疼痛对患者的影响。然而,疼痛作为一种"感觉和情绪的体验",它可能与组织损伤相关,也可能与组织损伤无关。因此,评估疼痛并不总是那么容易[1]。没有单一的评估技术被提供作为通用的方法。评估必须部分基于临床判断的因素,如潜在的基础疾病情况,血流动力学的稳定性,疾病的个体化因素和疼痛的敏感程度,对比先前和现在对治疗的反应等等。疼痛的评估还必须考虑到社会心理因素,如患者的年龄、文化、宗教信仰、心理健康、家庭和社会地位。鉴于这些复杂的因素,没有一种全球认可的测量疼痛的工具也就不足为奇了。无论怎么样,疼痛评估工具可以成为评估患者疼痛的一个重要部分。这里列出了一些循证的评估患者疼痛的工具。

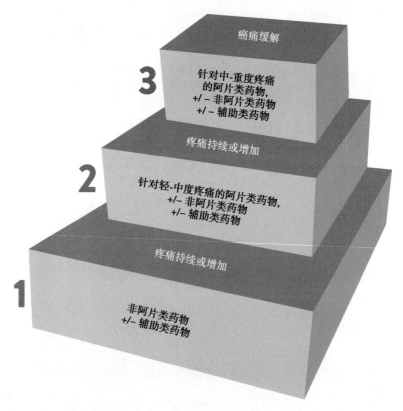

图 A1.1 三级镇痛阶梯疗法

注:这些举例的选择不应作为临床正式提案。

癌性疼痛的治疗阶梯被当作一种教学工具,它对根据疼痛的程度进行疼痛治疗的总体指导仍然非常有用(**图 A1.1**)。然而,它不能替代个体化的治疗计划,即不能取代根据仔细评估每个患者疼痛所作出的治疗方案。镇痛阶梯的概念很容易解释疼痛评估的需求,以及根据疼痛的严重程度,评估对疼痛进行适当处理的必要性[2]。

1. 简易疼痛评估量表

对成人和青少年疼痛评估最常应用的工具之一就是简易疼痛评估量表(Brief Pain Inventory,BPI)[3]。BPI(**图 A1.2**)简明地记录了疼痛的部位和治疗

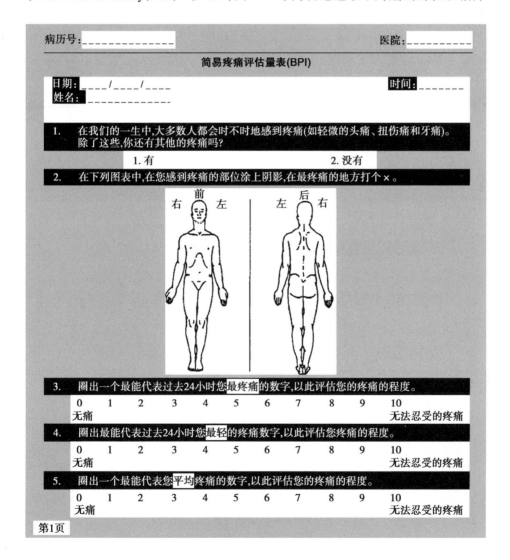

病历号:_____　　　　　　　医院:_____

简易疼痛评估量表(BPI)

日期:_____/_____/_____　　　　　　　时间:_____
姓名:_____

1.　在我们的一生中,大多数人都会时不时地感到疼痛(如轻微的头痛、扭伤痛和牙痛)。除了这些,你还有其他的疼痛吗?

　　　　　　　1. 有　　　　　　　　　　2. 没有

2.　在下列图表中,在您感到疼痛的部位涂上阴影,在最疼痛的地方打个×。

前　右　左　　　左　后　右

3.　圈出一个最能代表过去24小时您最疼痛的数字,以此评估您的疼痛的程度。

0　　1　　2　　3　　4　　5　　6　　7　　8　　9　　10
无痛　　　　　　　　　　　　　　　　　　　　　　无法忍受的疼痛

4.　圈出最能代表过去24小时您最轻的疼痛数字,以此评估您疼痛的程度。

0　　1　　2　　3　　4　　5　　6　　7　　8　　9　　10
无痛　　　　　　　　　　　　　　　　　　　　　　无法忍受的疼痛

5.　圈出一个最能代表您平均疼痛的数字,以此评估您的疼痛的程度。

0　　1　　2　　3　　4　　5　　6　　7　　8　　9　　10
无痛　　　　　　　　　　　　　　　　　　　　　　无法忍受的疼痛

第1页

病历号：_____   医院：_____

日期：____/____/____   时间：_____
姓名：_____

6. 圈出一个能够代表您现在的疼痛程度的数字，以此评估您的疼痛的程度。

0	1	2	3	4	5	6	7	8	9	10
无痛										无法忍受的疼痛

7. 您正接受什么治疗方案或药物来治疗您的疼痛？

_____

_____

8. 过去的24小时，您所接受的疼痛治疗或药物使疼痛获得多少缓解？请圈出一个最能代表您获得疼痛缓解的百分数。

0%	10%	20%	30%	40%	50%	60%	70%	80%	90%	100%
无缓解										完全缓解

9. 圈出一个数字能够代表过去的24小时，疼痛怎样影响您：

A. 一般活动

0	1	2	3	4	5	6	7	8	9	10
无影响										完全受影响

B. 情绪

0	1	2	3	4	5	6	7	8	9	10
无影响										完全受影响

C. 行走能力

0	1	2	3	4	5	6	7	8	9	10
无影响										完全受影响

D. 正常工作(包括外出工作和家务事)

0	1	2	3	4	5	6	7	8	9	10
无影响										完全受影响

E. 与他人的关系/人际关系

0	1	2	3	4	5	6	7	8	9	10
无影响										完全受影响

F. 睡眠

0	1	2	3	4	5	6	7	8	9	10
无影响										完全受影响

G. 享受生活

0	1	2	3	4	5	6	7	8	9	10
无影响										完全受影响

第2页

图 A1.2　简易疼痛评估量表（BPI）

资料来源：经允许改编自 Cleeland and Ryan 1994[3].

状况,同时测定疼痛的程度和疼痛对日常生活的影响。该量表被翻译成许多不同的语言,并且可以应用于恶性疾患引起的疼痛和非恶性疾病引起的疼痛。

2. 重症加护疼痛观察工具

重症患者疼痛观察工具(Critical Care Pain Observation Tool, CPOT)(图 A1.3)的制定是为了对危急重症患者,或语言障碍不能够交流的患者进行疼痛循证评估的工具[4]。

指征	描述	评分/分值	
面部表情	观察到无肌紧张	松弛,自然	0
	出现皱眉、额下垂、眼眶紧缩和提上睑肌收缩	紧张	1
	出现以上所有面部表情运动和眼睑紧闭	做鬼脸	2
躯体活动	完全不能活动(不意味着没有疼痛)	不能活动	0
	缓慢、小心的动作、触摸或摩擦疼痛部位、通过动作寻求注意	保护性行为	1
	抓扯管道、试图坐起、移动四肢/躁动、不服从医嘱/不听劝告、攻击工作人员、试图爬下床	躁动不安	2
通过上肢的被动屈伸法对肌肉张力的评估	无被动运动时的对抗力	松弛	0
	被动运动时有对抗力	紧张,僵硬/强直	1
	被动运动时有很强的对抗力、不能完成肢体伸缩动作	非常紧张、僵硬	2
与呼吸机配合的顺应性	呼吸机无报警、易耐受通气	耐受呼吸机,或随机呼吸运动	0
	自动停止报警	虽咳嗽,但可耐受	1
或者	不同步/异步性:阻碍通气、频繁报警	对抗呼吸机	2
	说话音调正常或无声	说话音调正常或无声	0
说话声音(已拔管患者)	凝视、呻吟	凝视、呻吟	1
	嚎啕大哭、啜泣	嚎啕大哭、啜泣	2
总分,范围			0~8

图 A1.3　重症患者疼痛观察工具(CPOT)

资料来源:经允许改编自 Gélinas et al. 2006[4].

3. 晚期痴呆患者疼痛评估量表

晚期痴呆患者疼痛评估量表(Pain Assessment in Advanced Dementia tool,PAINAID)(**图 A1. 4**)是用于评估晚期痴呆患者疼痛的几种工具之一[5,6]。其他的还包括 Doloplus-2[7]和针对沟通能力有限的老年人的疼痛评估清单-Ⅱ(PACS-LAC-Ⅱ)[8]。

晚期痴呆患者疼痛评估				
	0	1	2	得分
发声性自主呼吸	正常	偶有费力呼吸、短期的过度通气	噪音性呼吸、长时间的过度通气、陈-施呼吸	
负面的发声	没有	偶有呻吟、声音低沉、带有负面或者抱怨的语气	反复不愉快吼叫、大声呻吟/吼叫、哭泣	
面部表情	微笑,或无表情	沮丧、受惊吓、皱眉	愁眉苦脸/表情痛苦	
躯体语言	放松	紧张、举步维艰、坐立不安	僵硬、紧握拳头、膝盖提起、拉开或推开,异常躁动	
可安抚性	无需安抚	通过声音或触摸可分散患者注意力或安抚患者	暴跳如雷、不能安抚、注意力分散或无法再安慰	
			总分	

图 A1. 4　晚期痴呆患者疼痛评估量表(PAINAID)
资料来源:经许可引自 Warden et al. 2003[5].

4. 整合姑息关怀效果量表

综合性姑息关怀评估工具,如整合姑息关怀效果量表(Integrated Palliative Care Outcome Scale,IPOS)(**图 A1. 5**)[9]包括了疼痛评估量表。其他还包括"记忆症状评估量表"[10,11]、"埃德蒙顿症状评估系统"[12]和"MD 安德森症状量表"[13]等。

住院号：	IOPS患者版	POS

www.pos-pal.org

姓名：..

日期：...../...../.....

请用一个字母或数字在下列每个方格填写清楚。您的回答将帮助我们不断改善对您和他人的关怀。

谢谢！

问题1. 过去的三天里,您的主要问题和您关心的问题是什么?

1. _____
2. _____
3. _____

问题2. 对以下所列出的症状,您可能有过或者没有。请在每个症状相关的<u>方框内打√</u>,以代表<u>过去三天</u>症状对您的影响。

	无	轻度	中度	重度	毁灭性
疼痛	0 ☐	1 ☐	2 ☐	3 ☐	4 ☐
呼吸短促	0 ☐	1 ☐	2 ☐	3 ☐	4 ☐
虚弱或乏力	0 ☐	1 ☐	2 ☐	3 ☐	4 ☐
恶心(感觉不舒服)	0 ☐	1 ☐	2 ☐	3 ☐	4 ☐
呕吐(难受)	0 ☐	1 ☐	2 ☐	3 ☐	4 ☐
食欲欠佳	0 ☐	1 ☐	2 ☐	3 ☐	4 ☐
便秘	0 ☐	1 ☐	2 ☐	3 ☐	4 ☐
口痛或口干	0 ☐	1 ☐	2 ☐	3 ☐	4 ☐
嗜睡	0 ☐	1 ☐	2 ☐	3 ☐	4 ☐
少走动	0 ☐	1 ☐	2 ☐	3 ☐	4 ☐

请列出上述未提及的任何<u>其他</u>症状,并在方框内打√代表这些症状在<u>过去三天</u>对您的影响。

1. _____	0 ☐	1 ☐	2 ☐	3 ☐	4 ☐
2. _____	0 ☐	1 ☐	2 ☐	3 ☐	4 ☐
3. _____	0 ☐	1 ☐	2 ☐	3 ☐	4 ☐

三天前的症状:

	无	偶有	有时有	多数时间有	总是有
问题3. 您一直都感到焦虑,或担忧您的疾病或治疗?	0 ☐	1 ☐	2 ☐	3 ☐	4 ☐
问题4. 您的家人或朋友一直为您感到焦虑或担忧?	0 ☐	1 ☐	2 ☐	3 ☐	4 ☐
问题5. 您一直都感到抑郁?	0 ☐	1 ☐	2 ☐	3 ☐	4 ☐

	总是	大多数时间	有时	偶有	完全没有
问题6. 您感到安宁吗?	0 ☐	1 ☐	2 ☐	3 ☐	4 ☐
问题7. 您能随意与您的家人或朋友分享情感吗?	0 ☐	1 ☐	2 ☐	3 ☐	4 ☐
问题8. 您是否得到了您想获得的信息?	0 ☐	1 ☐	2 ☐	3 ☐	4 ☐

	问题已解决/没有问题	多数问题已解决	部分问题已解决	极少问题解决	问题没有被解决
问题9. 有任何疾病给您造成需要解决的具体难题吗?(如经济或个人的)	0 ☐	1 ☐	2 ☐	3 ☐	4 ☐

	自己完成	家人或朋友帮助	医护人员帮助
问题10. 您怎样完成这份问卷?	☐	☐	☐

如果您担忧问卷中的任何问题,请告知您的医生或护士!

IPOS患者　　　　　　www.pos-pal.org　　　IPOS-P3-EN 26/02/2014
第2页

图 A1.5　整合姑息关怀效果量表(IPOS)

资料来源:经许可引自 Cicely Saunders Institute. The Palliative Care Outcome Scale(POS)(https://pos-pal.org/maix/).

参考文献

1. IASP terminology (website). Washington (DC): International Association for the Study of Pain (https://www.iasp-pain.org/Education/Content. aspx?ItemNumber=1698#Pain, accessed 29 May 2018).

2. Cancer pain relief. Geneva: World Health Organization; 1986 (http://apps.who.int/ iris/bitstream/handle/10665/43944/9241561009_eng.pdf, accessed 3 October 2018).

3. Cleeland CS, Ryan KM. Pain assessment: global use of the Brief Pain Inventory. Ann Acad Med Singapore. 1994;23:129–38.

4. Gélinas C, Fillion L, Puntillo KA, Viens C, Fortier M. Validation of the critical-care pain observation tool in adult patients. Am J Crit Care. 2006;15:420–7.

5. Warden V, Hurley AC, Volicer L. Development and psychometric evaluation of the Pain Assessment in Advanced Dementia (PAINAD) scale. J Am Med Dir Assoc. 2003;4:9–15.

6. Mosele M, Inelmen EM, Toffanello ED, Girardi A, Coin A, Sergi G et al. Psychometric properties of the pain assessment in advanced dementia scale compared to self assessment of pain in elderly patients. Dement Geriatr Cogn Disord. 2012;34:38–43.

7. Torvik K, Kaasa S, Kirkevold Ø, Saltvedt I, Hølen JC, Fayers P et al. Validation of Doloplus-2 among nonverbal nursing home patients--an evaluation of Doloplus-2 in a clinical setting. BMC Geriatr. 2010;10:9. doi: 10.1186/1471-2318-10-9.

8. Chan S, Hadjistavropoulos T, Williams J, Lints-Martindale A. Evidence-based development and initial validation of the pain assessment checklist for seniors with limited ability to communicate-II (PACSLAC-II). Clin J Pain. 2014;30:816–24.

9. Schildmann EK, Groeneveld EI, Denzel J, Brown A, Bernhardt F, Bailey K et al. Discovering the hidden benefits of cognitive interviewing in two languages: The first phase of a validation study of the Integrated Palliative care Outcome Scale. Palliat Med. 2016;30:599–610.

10. Portenoy RK, Thaler HT, Kornblith AB, Lepore JM, Friedlander-Klar H, Kiyasu E et al. The Memorial Symptom Assessment Scale: an instrument for the evaluation of symptom prevalence, characteristics and distress. Eur J Cancer 1994;30:1326–36.

11. Chang VT, Hwang SS, Kasimis B, Thaler HT. Shorter symptom assessment instruments: The condensed Memorial Symptom Assessment Scale (CMSAS). Cancer Investigations. 2004;22:526–36.

12. Bruera E, Kuehn N, Miller MJ, Selmser P, Macmillan KI. The Edmonton Symptom Assessment System (ESAS): A simple method for the assessment of palliative care patients. J Palliat Care. 1991;7:6–9.

13. Cleeland CS, Mendoza TR, Wang XS, Chou C, Harle MT, Morrissey M et al. Assessing symptom distress in cancer: The M.D. Anderson Symptom Inventory. Cancer. 2000;89:1634–46.

附录 2　系统评价及指南的方法

1. 证据检索和评价：方法学

研究方法

2017 年 2 月 16 日,在 PubMed、Embase、Cochrane 中央对照试验注册和 Cochrane 系统评价数据库进行文献检索。2017 年 4 月 4 日,在护理和相关健康文献的累积索引中进行了补充的搜索。搜索结果显示了 11 196 条引文。在 Cochrane 网站和 https://guidelines.gov/. 上对现有的系统评论进行了进一步的手工搜索。

对引文进行独立的重复筛选,初步通过了 454 篇主要文章和 41 篇现有的系统评估。在全文评估后,195 个随机对照试验(RTC)被认为符合一个或多个 PICO 问题;其中 129 项已列入现有的 19 项系统审查[1-19]。最初的计划是完全依靠现有的系统审查来进行研究说明、产生数据和评估研究方法质量(偏倚风险)。但是,现有系统审查中可获得的数据通常太不完整或报告不足,无法采用这种方法。此外,系统的评审团队还发现了许多不正确的数据或在原始研究文章中找不到的数据。因此,对于绝大多数来自现有系统综述的初级研究,综述小组从原始出版物中获得数据。

研究质量的评估和回顾综述的方法

采用 Cochrane 风险偏倚工具评估研究方法的质量。然而,当现有的系统评审提供学习水平的质量评分时,系统评审团队使用这些评分,而不考虑使用质量评估方法。对于证据概况,研究小组又采取了两项步骤,按照评分方法确定总体偏差的风险,步骤如下[20]：

(1) 首先,确定各 RCT 的总体质量：

※ 如果一项研究由于不适当的随机化或分配隐藏方法而具有很高的偏倚风险,则认为该研究具有非常严重的局限性;

※ 如果随机分配隐藏方法是低风险的偏态(不充分的报告导致的不清楚),但这些研究没有用虚假的结果来评估,或他们有较高的人员流失率(或高百分比的研究参与者未被分析),或有选择性的结果报告的证据,或有一个重要的其他潜在的偏态,这项研究被评为整体有严重的局限性;

※ 然而,如果这项研究有两个或更多的限制,它被认为有非常严重的限制;

※ 否则,研究被评为没有严重的限制;

※ 研究可以对不同的整体结果进行不同的总体研究质量评估(例如,如果

只对一个感兴趣的结果有高消耗）。

（2）其次,在证据分析的每一个结果中,都要对所有的研究进行评估:

　　※ 如果超过一半的研究（或者较大的,重要的研究）被认为有非常严重的局限性,那么整个证据基础也被认为有非常严重的局限性;

　　※ 如果这不是事实,但是超过一半的研究（或者较大的,重要的研究）被认为有严重（或非常严重）的局限性,那么整个证据基础被认为有严重的局限性;

　　※ 否则,证据基础被认为没有严重的限制。

研究结果被评估的一致性主要是效果的方向,较少强调关于效应的影响和最小程度上的差异的数据意义。荟萃分析时,采用统计学意义上的异质性和I-方统计量评价治疗前后的统计学异质性。然而,如果效应的方向在不同的研究中是一致的,那么仅凭实际效应大小的异质性并不能得出不一致的结论。

由于严格的合格标准,所有合格试验的普遍性标准被认为可以直接适用于患有癌症疼痛的成年人（或青少年）。不包括对不适用人群的研究。因此,对间接性的评估主要基于所评估的结果是否与感兴趣的结果直接相关。基于间接的原因,降低评分的主要原因与评估疼痛结果的研究有关,这些研究评估的疼痛结果并没有完全（或接近完全）缓解,只是疼痛评分下降（例如,2/10 分）。如果被认为是不充分的测量工具,一些包括生活质量和功能结果测量的指标也会被降级。理想情况下,这些间接结果或措施不包括在内,但在直接证据有限的情况下,系统审查团队将其包括在内。

证据的不精确性被降级,主要是由于样本量小（对于连续的结果）,而任意的总样本量（跨部门和研究）以300作为阈值;并且,相对于测量（或量表）分别有较大的置信区间。然而,如果一项小型研究提供了一个精确的估计,证据质量就不会降低。

还注意到其他一些问题。主要研究是在只有单一的研究对给定问题的给定结果进行评估的情况下使用的。单个研究对样本作用大小的估计的准确性需要得到证实,然后才能作为做出临床决策的充分证据。如果一项研究的规模大（即动力充足）、操作严格、并将结果评估为基本结果,那么该研究可能提供更有力的证据。

当至少有两个试验具有相同的比较时,在可行的情况下,系统审查小组可对分类和连续数据进行荟萃分析。考虑到审查问题的性质,系统审查小组在允许的荟萃分析方面是自由的。审查小组忽略了研究人群中的癌症类型或其他差异以及随访时间中的差异。该小组综合了一系列干预措施,如所有双膦酸盐,或所有阿片类药物;它还忽略了剂量、途径、强度和其他相关因素方面的差异。对于分类的结果,审查小组大多忽略了结果定义中的差异[如疼痛完全缓解（无痛）或显著的疼痛缓解（例如:在视觉疼痛量表上评分为 3/10）]。对于分类结果,研究小组计算或荟萃分析了风险率（risk ratio,RR）。RR 的方向是由评估的结果决定的[即,针对"好的"结果,如疼痛缓解,较高的 RR 倾向于干预而不是控制;对于"坏的"结果,如骨骼相关事件（SRE）,较低的 RR 倾向于干预]。绝对差异基于荟萃分析的风险比和荟萃分析的控制率。

对于疼痛、生活质量和功能结果的连续测量,系统评估团队首先将报告的测量值转换为统一的 0~100 的量表。按照标准惯例,疼痛控制 100 = 最严重的疼痛,生活质量和功能结果 100 = 最佳状态。必要时,将报告的比额表反过来,以确保方向一致。其他连续的结果(例如时间)只有可在不同研究中使用可比单位的情况下才进行荟萃分析(例如,以小时为单位报告止痛的研究不与以天为单位报告止痛的研究进行荟萃分析)。

附录 7 讨论了对某些系统审查问题进行网络荟萃分析的方法。

2. 正式提案的证据:方法学

用于达成共识和解决分歧的小组程序

在确定工作范围的会议上,指南制定小组(GDG)同意南迪·齐格弗里德(Nandi Siegfried)担任制定该指南制作的联合主席,爱德华多·布鲁拉(Eduardo Bruera)担任另一联合主席。GDG 召开会议确定最后正式提案的方向、力度和用语。这些都是由共识所建立的。共识被定义为小组讨论中所表明的立场,并由一位主席加以摘要和说明;如果 GDG 成员不重新讨论联合主席的正式提案说明,便被认为是一致的共识。在无法达成一致意见的情况下,通过举手表决(只由 GDG 成员,不包括观察员、世界卫生组织工作人员和其他非 GDG 学派),以多数票(>50%)决定 GDG 的最终决定。GDG 若被告知有可能是少数人所作出的正式提案说明,便需要提交最后指南中的正式提案进行讨论,但所有决定都被认为有充分的共识,使得这一做法没有必要。

证据的方向和质量的评估

在会议召开前,GDG 收到了报告中系统评估的全部结果,并在会议上同时提出了证据质量的结果及其附带的等级评估。GDG 讨论了研究结果,并就每项干预的整体证据质量达成一致意见,根据等级评估(GRADE)方法学,使用以下证据质量等级的定义:

高级	我们非常有信心,真实的效果与估计的效果很接近
中级	我们对效果的估计有一定的信心:真实的效果很可能接近于估计的效果,但也可能有很大的不同
低级	我们对效果估计的信心是有限的:真正的效果可能与估计的效果有很大的不同
极低级	我们对效果估计没有多少信心:真正的效果可能与估计的效果有很大的不同

价值和优先选择、可接受性、可行性和公平性的评估方法

从患者、临床医生和决策者的角度考虑价值和优先选择。除了具有广泛的学科领域专业经验外,代表所有相关利益、相关群体的 GDG 成员还概述和讨论了这些观念。

GDG 成员从他们自己的经验中提出了关于健康关怀执业者接受干预措施和实施提案干预措施的可行性的意见,特别是在资源匮乏或缺乏的地区。同样,在 GDG 的讨论中也仔细考虑了对公平性进行干预的问题。

没有对患者或健康关怀提供者进行正式调查。

如何考虑资源

对资源使用的考虑的根据是最近核心评审的药物价格出版物《国际药物价格指标指导》(*International drug price indicator guide*)[21]。如果不能在该资料中找到药价[22],在其他药品价格数据网站(goodrx. com[23] , drugs. com[24]或 pharma-cychecker. com[25])均可查到。GDG 成员还将他们对世界各地药品价格的了解带到这些讨论中。没有进行成本效益的正式研究。

正式提案强度和证据质量的讨论

基于证据的约定质量及兼顾患者的价值观和优先选择、健保系统内干预的可行性和可接受性、对公平性和资源的潜在影响,GDG 决定了正式提案的方向(无论是赞成还是反对干预)以及无论是强有力的正式提案还是依条件而定的正式提案均使用其每项干预的受益-风险评估分析。在某一审查问题缺乏任何证据的情况下,GDG 选择不提出任何提案。

表 A2. 1　强有力的正式提案和有条件的正式提案的含义

影响	强有力的正式提案,"我们推荐…"	有条件的正式提案,"我们建议…"
对患者	在这种情况下,大多数人都会想要实施提案方针,只有一小部分人不想。不太可能需要正式的决策援助工具来帮助个体化作出符合其价值观和优先选择的决策	在这种情况下,大多数人都想要建议性的实施行动方针,但许多人不想要建议
对临床医生	大多数人愿意接受该干预。根据指南,正式提案可作为质量标准或实施指征	临床医生应该认识到,不同的选择适合于个体化的需求,临床医生必须帮助每个人作出符合个人价值观和优先的处理决策。决策援助可能有助于帮助个体化作出符合其价值观和优先选择的决定
对决策者	该正式提案在大多数情况下可采纳作为政策	制定政策将需要各受益方进行大量辩论和参与做决定

参考文献

1.　Lutz S, Berk L, Chang E, Chow E, Hahn C, Hoskin P et al. Palliative radiotherapy for bone metastases: an ASTRO evidence-based guideline. Int J Radiat Oncol Biol Phys. 2011;79:965-76.

2.　Peddi P, Lopez-Olivo MA, Pratt GF, Suarez-Almazor ME. Denosumab in patients with cancer and skeletal metastases: a systematic review and meta-analysis. Cancer Treat Rev. 2013;9:97-104.

3.　Opioids in palliative care: safe and effective prescribing of strong opioids for pain in palliative care of adults. Cardiff: National Collaborating Centre for Cancer; 2012.

4.　Geng C, Liang Q, Zhong JH, Zhu M, Meng FY, Wu N et al. Ibandronate to treat skeletal-related events and bone pain in metastatic bone disease or multiple myeloma: a meta-analysis of randomised clinical trials. BMJ Open. 2015;5:e007258.

5.　Guan J, Tanaka S, Kawakami K. Anticonvulsants or antidepressants in combination pharmacotherapy for treatment of neuropathic pain in cancer patients: a systematic review and meta-analysis. Clin J Pain. 2016:32:719-25.

6.　Chen DL, Li YH, Wang ZJ, Zhu YK. The research on long-term clinical effects and patients' satisfaction of gabapentin combined with oxycontin in treatment of severe cancer pain. Medicine. 2016;95:e5144.

7.　LeVasseur N, Clemons M, Hutton B, Shorr R, Jacobs C. Bone-targeted therapy use in patients with bone metastases from lung cancer: a systematic review of randomized controlled trials. Cancer Treat Rev. 2016;50:183-93.

8.　Wong R, Wiffen PJ. Bisphosphonates for the relief of pain secondary to bone metastases. Cochrane Database Syst Rev. 2002;(2):CD002068.

9.　Wong M, Stockler M, Pavlakis N. Bisphosphonates and other bone agents for breast cancer. Cochrane Database Syst Rev. 2012;(2):CD003474.

10.　Wiffen PJ, Wee B, Moore RA. Oral morphine for cancer pain. Cochrane Database Syst Rev. 2016;(4):CD003868.

11.　Schmidt-Hansen M, Bennett M, Arnold S, Bromham N, Hilgart J. Oxycodone for cancer-related pain. Cochrane Database Syst Rev. 2015;(2):CD003870.

12.　Nicholson AB. Methadone for cancer pain. Cochrane Database Syst Rev. 2007;(4):CD003971.

13.　Yuen K, Shelley M, Sze WM, Wilt TJ, Mason M. Bisphosphonates for advanced prostate cancer. Cochrane Database Syst Rev. 2006;(4):CD006250.

14.　Straube C, Derry S, Jackson KC, Wiffen PJ, Bell RF, Strassels S et al. Codeine, alone and with paracetamol (acetaminophen), for cancer pain. Cochrane Database Syst Rev. 2014;(9):CD006601.

15. Hadley G, Derry S, Moore RA, Wiffen PJ. Transdermal fentanyl for cancer pain. Cochrane Database Syst Rev. 2013;(10):CD010270.

16. Haywood A, Good P, Khan S, Leupp A, Jenkins-Marsh S, Rickett K et al. Corticosteroids for the management of cancer-related pain in adults. Cochrane Database Syst Rev. 2015;(4):CD010756.

17. Bao YJ, Hou W, Kong XY, Yang L, Xia J, Hua BJ et al. Hydromorphone for cancer pain. Cochrane Database Syst Rev. 2016;(10):CD011108.

18. Wiffen PJ, Derry S, Naessens K, Bell RF. Oral tapentadol for cancer pain. Cochrane Database Syst Rev. 2015;(9):CD011460.

19. Schmidt-Hansen M, Bromham N, Taubert M, Arnold S, Hilgart J. Buprenorphine for treating cancer pain. Cochrane Database Syst Rev. 2015;(3):CD009596.

20. Guyatt G, Oxman AD, Akl EA, Kunz R, Vist G, Brozek J et al. GRADE guidelines: 1. Introduction-GRADE evidence profiles and summary of findings tables. J Clin Epidemiol. 2011;64:383–94.

21. International Drug Price Indicator Guide, 2014 edition. Medford (MA): Management Sciences for Health; 2014.

22. Pastrana T, Wenk R, Radbruch L, Ahmed E, De Lima L. Pain treatment continues to be inaccessible for many patients around the globe: second phase of opioid price watch, a cross-sectional study to monitor the prices of opioids. J Palliat Med. 2017;20(24):378–87.

23. Goodrx.com (website).

24. Drugs.com (website).

25. pharmacychecker.com (website).

附录3 系统评价证据概况和证据决策表

可在以下网站查阅：

https://www.who.int/ncds/management/palliative-care/Cancer-pain-guidelines-Annex-3.pdf

附录 4 制定指南的背景资料和个人的详细情况

通过系统性回顾回答 PICO 的问题

关键问题 1：镇痛药物治疗的选择

1.1. 针对成人(包括老年人)和青少年中患有与活动性癌症有关的疼痛,为了获得快速、有效和安全的疼痛控制,在疼痛治疗的初始阶段,非甾体抗炎药、对乙酰氨基酚和阿片类药物之间是否存在任何差异?

1.2. 针对成人(包括老年人)和青少年中患有与活动性癌症有关的疼痛,为了获得快速、有效和安全的疼痛控制,阿片类药物之间是否存在维持治疗的任何差异?

1.3. 针对成人(包括老年人)和青少年中患有与活动性癌症有关的疼痛,采用一线阿片类药物治疗以缓解疼痛,哪种阿片类药物是治疗暴发性疼痛最有效的?

关键问题 2：阿片类药物轮换/转换

针对成人(包括老年人)和青少年患有与活动性癌症相关的疼痛,正在服用一种阿片类药物,为了维持有效的和安全的疼痛控制和尽量减少不良反应,与连续服用一种阿片类药物相比,阿片类药物轮换或阿片类药物转换的实践证据是什么?

关键问题 3：阿片类药物的剂型与给药途径

3.1. 针对成人(包括老年人)和青少年患有与活动性癌症相关的疼痛,为了维持有效和安全的疼痛控制,定时服用缓释吗啡与每 4 小时服用一次即释吗啡或按需要服用即释吗啡相比较,不同的药物剂型和不同服药方式的临床受益的证据是什么?

3.2. 针对成人(包括老年人)和青少年患有与活动性癌症相关的疼痛,当阿片类药物的口服途径不再合适时(如成人,包括意识状态欠佳的老年人和青少年,吞咽困难或呕吐),为了维持有效和安全的疼痛控制,与应用肌肉内注射和静脉注射途径相比较,皮下注射、透皮贴剂或经黏膜途径等不同途径受益的证据是什么?

关键问题 4：停止应用阿片类药物

针对成人(包括老年人)和青少年患有与活动性癌症相关的疼痛,为了有效和安全地停止应用阿片类药物,停用某一剂型方案或干预的证据是什么?

关键问题 5:辅助类药物治疗方法

5.1. 针对患有与疼痛相关的疼痛的成人(包括老年人)和青少年,辅助类药物治疗的类固醇激素是否比安慰剂、非固醇类或其他类固醇能够更有效地控制疼痛?

5.2. 针对患有骨骼转移的成人(包括老年人)和青少年,使用双膦酸盐或单克隆抗体药物来预防和治疗疼痛相互对比,或与没有应用二膦酸盐对比,或与其他二膦酸盐对比,其有效性的证据是什么?

5.3. 患有与癌症相关的神经病理性疼痛的成人(包括老年人)和青少年,应用一种抗抑郁药物与安慰剂、非抗抑郁药物,或其他抗抑郁药物相比,减轻疼痛的证据是什么?

5.4. 患有癌症相关的神经病理性疼痛的成人(包括老年人)和青少年,应用第二代的抗癫痫类药物,如加巴喷丁,或第一代的抗癫痫类药物,如卡马西平或丙戊酸钠,与安慰剂相比,其有效性的证据是什么? 为了快速、有效和安全的控制疼痛,一、二代抗癫痫类药物与非抗癫痫类药物或其他抗癫痫类药物对比,其镇痛的有效性证据又是什么?

关键问题 6:放射性治疗

6.1. 患有与骨骼转移相关疼痛的成人(包括老年人)和青少年,应用低分割放疗与高分割放疗,或与放射性同位素治疗相比较,为获得快速、有效和安全的疼痛控制,低分割放疗有效性的证据是什么?

6.2. 患有与骨骼转移相关的疼痛的成人(包括老年人)和青少年,为获得快速、有效和安全的疼痛控制,放射治疗或放射性同位素治疗,与无放射治疗或无放射性同位素治疗相比较,其有效性的证据是什么?

核心评审

该文件已经过核心评审,并纳入了评估的意见。

评审和更新这些指南的计划

指南将每两年重新召集原指导小组骨干成员进行评估,以确定是否需要更新准则的进展。第一次两年一次的审查在 2019 年举行。

传播和影响评估的计划

指南可在世界卫生组织(WHO)图书馆数据库和世界卫生组织姑息关怀网页、癌症和非传染性疾病(NCD)网页上在线查阅。

指南配套文件将对下列机构颁发:

(1) 世界卫生组织出版物捐赠成员机构,即根据世界卫生组织所列的强制性的免费颁发邮件清单(国家首席健康管理领导,卫生部部长或卫生总理事,世界卫生组织出版物收藏图书馆,世界卫生组织代表/联络官员,世界卫生组织总部图书馆和世界卫生组织区域性和其他办公室图书馆),其他非法定的自由接受者(国家药物控制条约权威机构,世界卫生组织国际药物监测项目国家中心,药物管理局),科学期刊,国际组织;

(2) 世界卫生组织总部或所属其他地区的工作人员与 WHO 相关的非政府组织(nongovernmental organizations,NOG)(包括 Médecins sans Frontières,国际制药厂商协会联邦 & 协会,国际医药协会工厂检验计划,家庭医生的世界组织,国际癌症控制联盟,国际生命末期关怀和姑息关怀协会);

(3) 与世界卫生组织没有正式关系的有关非政府组织以及捐助者、潜在捐助者、翻译版本的潜在出版商以及所有对这个文件作出贡献的人。

如有可能,将接受讨论和推出指南的会议邀请。

将考虑在核心期刊上发表一篇文章,阐明系统评审中发现的新进展。

该指南应以世界卫生组织的所有官方语言供应,并鼓励与世界卫生组织有正式关系的非政府组织通过其与世界卫生组织的积极工作计划支持翻译该指南。将鼓励把这些原则和方法翻译成非联合国的语言,并由第三方用相关语言出版。

衍生产品

希望这些指南将成为姑息关怀领域一系列症状控制临床指南的第一部分。这些指南还将添加进入日益增长的疼痛治疗指南纲要之中。

指南的实施、编撰和评估

将通过世界卫生组织区域机构和国家官方卫生组织促进实施。新的指南将支持正在进行的癌症控制项目和姑息关怀的方案。将向各种姑息关怀培训项目注入新的准则,并鼓励将这些准则纳入其培训课程。指南将在颁发和传播后评估其执行情况。但是,人们认为这些准则的执行程度更多取决于一个国家的管理框架,而不是使用这些准则的意愿。指导方针的主要目标之一是创造政策环境,即一个有利于制定使用受控基本药物平衡的国家政策环境。因此,衡量准则影响的有用指标将是它们的传播程度和人们对它们的关注程度。可以衡量从世界卫生组织网站下载的数量和印刷书本的销售情况,并将其作为传播的一项指标。第三方翻译出版的数量也表明了其他人对指南的期望。

对于地方性指南的编撰,世界卫生组织鼓励潜在的编撰者,可以联系世界卫生组织指南的相关协调中心,以帮助确定资源,将有助于地区性特别的编撰。

指导小组将在指南首次出版一年后通过一份用户反馈问卷对指南进行评估。

制定指南并发行出版的奉献者们

系统的评审团队

Ethan M Balk, MD, MPH (Lead)

Gaelen P Adam, MLIS

Mengyang Di, MD, PhD

Hannah J Kimmel, MPH

Matthew Olean, BS

Jessica K Roydhouse, PhD

Bryant Smith, MPH

Andrew R Zullo, PharmD, PhD

系统的评审团队包括美国 Brown Center for Evidence Synthesis in Health, Brown University School of Public Health, Providence, Rhode Island。该团队由 Ethan Balk 领导。系统评审团队对所有文献都进行了搜索,确认现存的系统评审和初步研究的合格性,完成了数据采集和偏差(质量)分析的风险,完成了摘要表和初步的证据概要。系统评审团队进行了所有配对荟萃分析。

网络荟萃分析团队

Georgia Salanti (Lead)

Orestis Efthimiou

Adriani Nikolakopoulou

网络荟萃分析团队来自瑞士的 Institute of Social and Preventive Medicine, University of Bern。该团队由 Dr Georgia Salanti 领导,他是一名网络荟萃分析的 GRADE 实用领导专家。网络荟萃分析团队与系统评审团队一同工作,评审了问题 1.1~1.3,以确保所采集的数据适合于网络荟萃分析的应用。网络荟萃分析团队所进行的网络荟萃分析(NMA)输出的结果,帮助指南制定小组(GDG)提出与 GRADE 方法学相一致的正式提案。

GRADE 的方法学专家

这些指南的方法学专家是 Dr Nandi Siegfried MBChB,MPH(Hons),FCPHM(SA),DPhil(Oxon)。

外围观察家

被邀请参加评估 2016 年 7 月的指南范围来自如下组织的观察代表:生命末期关怀与姑息关怀国际协会,世界生命末期关怀与姑息关怀联盟,国际疼痛研究协会,国际癌症控制联合组织,负责任的阿片类处方的内科医生 Médecins Sans Frontières,IMAI-IMCI 联盟。

世界卫生组织指南核心组织成员

Dr Cherian Varghese(Responsible Technical Officer)

HQ/NMH/NVI/MND-Management of Noncommunicable Diseases

Dr Andre Ilbawi

HQ/NMH/NVI/MND-Management of Noncommunicable Diseases

Dr Nicola Magrini HQ/HIS/EMP/PAU-Essential Medicines and Health

Products;Policy,Access and Use

Dr Marie-Charlotte Bouesseau

HQ/HIS/SDS-Service Delivery and Safety

Dr Nicolas Clark

HQ/NMH/MSD/MSB-Mental Health and Substance Abuse

Dr Slim Slama

EM/RGO/NMH/NCD/NCM-Noncommunicable Disease Management

Mr Lee Sharkey

HQ/NMH/NVI/MND-Consultant,Management of Noncommunicable Diseases

指南制定组成员的利益相关特性和声明

	组织附属	WHO 部门	性别	事业经历	利益免责	利益冲突与管理计划
Dr Gauhar Afishan	The Aga Khan University, Karachi, Pakistan	EMR	女	临床医学学士, FCPS（麻醉学）麻醉师；疼痛管理；指南制定	声明无利益冲突	利益和管理均无冲突
Dr Zipporah Ali	Executive Director Kenya Hospices and Palliative 9696 Care Association （KEHPCA），Nairobi, Kenya	AFR	女	医学博士, 公共卫生硕士, 姑息关怀博士, HonD-Univ（姑息关怀）专家；指南制定；疼痛政策	国际儿童姑息关怀网络董事会成员（受托人）（无薪）	利益和管理均无冲突
Dr Chioma Asuzu	College of Medicine, University of Ibadan, Ibadan, Nigeria	AFR	女	护理学学士, 医学博士, 心理咨询师, 临床心理博士, 癌症预防控制硕士, 分子预防肿瘤心理学硕士；护理和心理学硕士	声明无利益冲突	利益和管理均无冲突
Dr Eduardo Bruera	The University of Texas MD Anderson Cancer Center, Houston, Texas, United States	AMR	男	医学博士, FAAHPM 临床肿瘤学；姑息关怀；疼痛管理	参与医学研究所生命末期资助项目（委员会成员及作者），完成于 2015 年	利益和管理均无冲突

续表

	组织附属	WHO 部门	性别	事业经历	利益免责	利益冲突与管理计划
Dr Jim Cleary	University of Wisconsin Carbone Cancer Center;Pain Carbone Cancer Center;Pain and Policy Studies Group, Wisconsin, United States	AMR	男	临床医学学士、姑息关怀;疼痛管理;疼痛政策	声明无利益冲突	利益和管理均无冲突
Dr Malcolm Dobbin	Senior Medical Advisor, Victorian Department of Health, Melbourne, Australia	WPR	男	哲学博士,产科学,公共卫生硕士,FAFPHM 公共卫生学;毒理学;药物滥用,卫生政策	声明无利益冲突	利益和管理均无冲突
Dr Kathleen Foley	Attending neurologist emeritus at Memorial Sloan-Kettering Cancer Center, Pain and Palliative Care Service, New York, United States	AMR	女	生物学学士;癌痛关怀博士;姑息痛及疼痛管理;神经学	开放社会基金会前主任利临床主任(1995—2015),致力于促进姑息关怀的可及性	利益和管理均无冲突
Ms Harmala Gupta	CanSupport,New Delhi,India	SEAR	女	经济学学士,国际政治硕士,中文学硕士;姑息关怀政策;患者体验;肿瘤幸存者	声明无利益冲突	利益和管理均无冲突

	组织附属	WHO 部门	性别	事业经历	利益免责	利益冲突与管理计划
Dr Eric Krakauer	Harvard Medical School Center for Palliative Care, Boston, Massachusetts, United States	AMR	男	医学博士,哲学博士,姑息息关怀,疼痛政策	声明无利益冲突	利益和管理均无冲突
Dr Philip Larkin	School of Nursing Midwifery and Health Systems, Health Sciences Centre, University College Dublin, Dublin, Ireland	EUR	男	哲学博士(姑息关怀),科学硕士(姑息关怀教育),理学学士(荣誉)(社区卫生),地区护士,注册护士导师,姑息关怀护理学士	当选欧洲姑息关怀协会主席(2015—2019)(无薪酬)	利益和管理均无冲突
Mr Diederik Lohman	Human Rights Watch, United States	AMR	男	俄语语言与文化文学学士,俄语研究与法律硕士,人权,疼痛政策	从大西洋慈善基金会接到 266 000 美元(约合人民币 186 万元)的机构研究资助,开展与姑息关怀相关的定性姑息政策研究和宣传(2015—2016)	利益和管理均无冲突
Dr Sebastian Moine	General practitioner, Amiens University, Hospital, Paris, France	EUR	男	理学学士,生物与医学硕士,医学博士,姑息关怀,卫生保健及医院管理学硕士,慢性疾病,生命末期和姑息关怀硕士,卫生保健主动及模拟学习;初级姑息关怀;全科医生	从法国卫生部获得 385 750 欧元(约合人民币 318 万元)的机构研究资金,用于开发和评估初级姑息关怀的复杂干预(2015—2019)	利益和管理均无冲突

	组织附属	WHO 部门	性别	事业经历	利益免责	利益冲突与管理计划
Dr Hibah Osman	Balsam-Lebanese Center for Palliative Care, Beirut, Lebanon	EMR	女	医学博士，家庭医学，生命末期关怀和临床医学；执行和临床主任和创始人；贝鲁特美国大学医学中心临床副教授	声明无利益冲突	利益和管理均无冲突
Dr Lukas Radbruch	Director of the Department of Palliative Medicine, University Hospital Bonn, Bonn, Germany	EUR	男	医学博士，专业证书（麻醉学），姑息关怀；疼痛管理；疼痛政策	自2014年起至今担任德国姑息医学协会主席和董事会主席，生命末期关怀和姑息关怀的国际协会主席（International Association for Hospice and Palliative Care, IAHPC)	利益和管理均无冲突
Dr MR Rajagopal	Trivandrum Institute of Palliative Sciences, Trivandrum, Kerala, India	SEAR	男	动物学学士，MBBS，麻醉学博士，MNAMS（麻醉学），麻醉医学；姑息关怀；疼痛政策	声明无利益冲突	利益和管理均无冲突
Dr Paul Sebastian	Director of the Regional Cancer Centre, Trivandrum, Kerala, India	SEAR	男	临床医学学士，硕士（普通外科）肿瘤外科学	声明无利益冲突	利益和管理均无冲突

续表

组织附属	WHO 部门	性别	事业经历	利益免责	利益冲突与管理计划
Dr Nandi Siegfried Co-Director of the South African Cochrane Centre at the Medical Research Council (MRC), Cape Town, South Africa	AFR	女	医学硕士，公共卫生硕士（荣誉），肿瘤学博士，指南方法学	过去四年中参与世界卫生组织的咨询工作，获约 5 万美元（约人民币 35 万元）资助（正在进行中）	利益和管理均无冲突
Dr Catherine Stannard Pain Clinic, Gloucester House, Southmead Hospital, Bristol, United Kingdom	EUR	女	医学硕士，FRCA, FFPM-RCA 疼痛管理；指南制定	2014—2016 年，代表英国公生政策小组主持临床和决策（无薪），开发资源支持英国阿片类药物开具处方者，以及控制加巴喷丁和普瑞巴林的滥用风险	利益和管理均无冲突
Dr Jane Turner University of Queensland, Brisbane, Queensland, Australia	WPR	女	MBBS, 哲学博士，精神病学；肿瘤心理学；指南制定	声明无利益冲突	利益和管理均无冲突
Dr Verna Vanderpuye Department of Radiotherapy, Korle-Bu Teaching Hospital, Korle-Bu, Ghana	AFR	女	MB CHB FWACS,FGCP, 临床硕士，肿瘤放射学；肿瘤内科学	声明无利益冲突	利益和管理均无冲突
Ms Verna Walker-Edwards Ministry of Health, Jamaica	AMR	女	药理学学士和硕士文凭，管理研究硕士文凭，卫生管理科学硕士，药剂师；疼痛政策	威斯康星大学疼痛政策研究组国际疼痛政策奖学金获得者（2008—2012）	利益和管理均无冲突

地区性代表：AFR（4）；AMR（6）；EMR（2）；EUR（4）；SEAR（3）；WPR（2）。性别平衡：女性（11）；男性（10）。

注：AFR=非洲地区；AMR=美洲地区；EMR=东地中海地区；EUR=欧洲地区；SEAR=东南亚地区；WPR=西太平洋地区。

外围审核组成员的利益相关特性和声明

	组织附属	WHO 部门	性别	事业经历	利益免责	利益冲突与管理计划
Samy Alsirafy	Palliative Medicine Unit, Kasr Al-Ainy Centre of Clinical Oncology & Nuclear Medicine (NEM-ROCK), Kasr Al-Ainy School of Medicine, Cairo University, Cairo, Egypt	EMR	男	医学硕士, 放射治疗学科学硕士, 美国生命末期医学与姑息医学委员会会硕士, 姑息医学硕士	声明无利益冲突	利益和管理均无冲突
Roger Chou	Oregon Health & Science University, Portland, Oregon, United States	AMR	男	医学博士, 美国内科医师学院研究员	获得研究经费进行系统评价慢性(癌)疼痛的阿片类药物	利益和管理均无冲突
Michel Daher		EMR	男	医学博士, 美国外科学院(Fellow of the American College of Surgeons, FACS)研究员, 欧洲外科委员会(Fellow of the European Board of Surgery, FEBS)院士	声明无利益冲突	利益和管理均无冲突
Beena Devi	Saint Georges Hospital University Medical Center, Beirut, Lebanon	WPR	女	医学硕士, 放射治疗医学博士, 姑息关怀硕士	声明无利益冲突	利益和管理均无冲突

续表

组织附属	WHO 部门	性别	事业经历	利益免责	利益冲突与管理计划
Julia Downing		AFR	女	护理本科，专科（肿瘤护理），硕士（临床肿瘤），哲学博士（姑息关怀教育）	声明无利益冲突	利益和管理均无冲突
Andy Gray	Sarawack General Hospital, Jalan Hospital, Sarawak, Malaysia	AFR	男	药学科学硕士，FPS, FFIP	南非药物控制理事会的成员（自 2015 年），两届专家委员会（自 2016 年）和命名和调度专家委员会（自 2000 年）成员；南非国家基本药物清单委员会成员（自 2014 年）；世界卫生组织药物政策和管理专家小组成员（自 2007 年）和世界卫生组织基本药物选择和使用专家委员会成员（最近，2011—2013 年）；世界卫生组织指南审查委员会前成员（2013 年任期结束）	利益和管理均无冲突

续表

姓名	组织附属	WHO 部门	性别	事业经历	利益免责	利益冲突与管理计划
Parmanand Jain	Makerere University, Kampala, Uganda	AMR	女	学士（生物），姑息医学博士；癌痛，疼痛管理；神经学	委员（自 2016 年）和命名及调度专家委员（自 2000 年）	利益和管理均无冲突
Brian Kelly	University of KwaZulu-Natal, Durban, South Africa	SEAR	女	经济学学士，国际政治学硕士，中文学硕士，姑息关怀政策；患者经历；癌症幸存者	南非国家基本药物清单委员会成员（自 2014 年）	利益和管理均无冲突
Emmanuel Luyirika	African Palliative Care Association, PO BOX 72518 850 Dr Gibbons Road, Kampala, Uganda	AFR	男	医学硕士，家庭医学硕士，公共管理学士（荣誉）；公共管理硕士	非洲姑息关怀协会雇员	利益和管理均无冲突
Geoff Mitchell	School of Medicine, University of Queensland, Brisbane, Australia	WPR	男	哲学博士,FRACGP,FAChPM	新型镇痛药的部位研究者。资金用于澳大利亚南星研究公司的招聘	利益和管理均无冲突
Anil Paleri	Institute of Palliative Medicine, Medical College PO, Kozhikode, Kerala, India	SEAR	男	医学硕士，硕士（麻醉学），内科学研究生文凭（姑息医学），姑息医学文凭	声明无利益冲突	利益和管理均无冲突
Tania Pastrana	Latin American Association for Palliative Care and Department of Palliative Medicine, University Hospital TWTH, Germany	AMR	女	医学博士，医学人类学博士	拉丁美洲姑息关怀协会主席；致力于在全球范围内增加姑息医学的可及性；已经收到 IAHPC 向世界卫生组织总部提供的志愿资金	利益和管理均无冲突

续表

	组织附属	WHO 部门	性别	事业经历	利益免责	利益冲突与管理计划
Nguyen Thi Phuong Cham	Centre for Community Health Development, Viet Nam	WPR	女	高级药学专家（退休），越南行政医疗服务顾问（卫生部）	咨询，包括技术顾问或其他咨询： 1. 姑息关怀—对越南医院的医生和医疗服务的疼痛政策的培训（疼痛和政策研究小组）—"假定是重要的"—2012 年 4 月）； 2. 合理使用药物—药物治疗活动委员会和药物学的培训课程（卫生部—志愿者—2012 年 4 月至 2017 年）—诊断和处方质量的评估，医院支持项目中的 DTC（GIZ—"假定为很重要"—2016 年 8 月）	利益和管理均无冲突
Maggie Watson	Pastoral and Psychological Care, Royal Marsden NHS Trust, Downs Road, Sutton, Surrey SM2 5PT, United Kingdom	EUR	女	社会学学士（荣誉），心理学哲学博士，临床心理学文凭，AFBPS	自 2014 年以来担任德国姑息医学协会主席和生命末期关怀和姑息关怀的国际协会（IAHPC），主任委员	利益和管理均无冲突

地区代表：AFR（3）；AMR（3）；EMR（2）；EUR（1）；SEAR（2）；WPR（3）。性别平衡：女性（5）；男性（7）。
注：AFR＝非洲地区；AMR＝美洲地区；EMR＝东地中海地区；EUR＝欧洲地区；SEAR＝东南亚地区；WPR＝西太平洋地区。

怎样处理相互竞争的利益

　　要求 GDG 的每个成员在最初的 GDG 相关会议和指南制定会议之前填写一份世界卫生组织利益申明(Declaration of Interests,DOI)表。指南协调员和负责的技术干事审查了报告中的所有利益冲突。在 5 个可能存在重大利益冲突(经济,或非金融利益冲突)的案例中,咨询了指南审查委员会秘书处和世界卫生组织合规、风险管理和伦理司(Compliance,Risk Management and Ethics,CRE)的意见,以确定这些冲突是否需要采取其中一个行动:从 GDG 中排除;从一个或多个主题领域中排除;列入所有证据审查部分,但是不参加对正式提案的最后表决;不要求行动措施。根据指导小组和 CRE 同事的建议,非传染性疾病、残疾、暴力和损伤预防(Noncommunicable Diseases,Disability,Violence and Injury Prevention,NVI)管理司司长作出了最后决定,将 5 名可能存在重大利益冲突的候选人从 GDG 中排除。GDG 成员被指示在整个过程中更新他们的 DOI,通知负责的技术官员和指南协调员作任何潜在的相关更改。

　　制药公司的拥有者、共同拥有者和咨询委员会成员被排除在外围评审组(ERG)和 GDG 成员之外,也被排除在开发过程的其他部分的参与工作之外。评估了专业机构的董事会成员和董事会主席,以及这些机构的资金来源,以判断它们是否具有成为利益相关冲突的可能性。要求所有 DGD 成员提供其简历,并于 2016 年 6 月至 9 月在世界卫生组织网站上公开颁布了所有潜在成员的简历和生平简介。在所有指导方针发展小组会议开始时,都有一个关于"利益冲突"的常设议程项目,其中宣布的利益冲突都会先于全体 GDG 之前提交。指南公布了政府间发展集团成员的有关公开利益冲突,以及会议期间管理利益冲突所采用的策略。世界卫生组织关于利益冲突的政策自始至终都得到了充分落实。

附录 5　阿片类镇痛药物和国际公约

资料来源：改编自 Guidelines on the pharmacological treatment of persisting pain in children with medical illness. WHO 2012[1]。

本附录概述了阿片类药物的采购、销售和销售规划的回顾，以及作为管制品原则上必须服从《联合国麻醉药品单一公约》（*United Nations Single Convention on Narcotic Drugs*）（1961 年）管制条例。该附录旨在通过制定政策和卫生系统规划，指导决策者、管理人员、健康关怀人员和医护执业者提高应用阿片类镇痛药物的安全性，以确保医疗需要。

世界卫生组织（WHO）颁布了确保国家控制药物、国家政策保障平衡政策的指南：指导管控药物的有效性和可及性，以帮助国家优选应用所有控制药品和防止药物滥用带来的危害[2]。世界卫生组织鼓励各国政府、健康关怀提供者和社会公民努力朝着国家阿片类药物政策平衡计划的方向努力实施，以便最大化地合理使用阿片类药物且将危险或有害的应用最小化。

联合国药品公约及其管控系统

有三项国际药物管制条约：经 1972 年议定书[3]修正的《联合国麻醉药品单一公约》（1961 年）；《联合国精神类药物公约》（*United Nations Convention on Psychotropic Substances*）（1971 年）[4]和《联合国禁止麻醉药品和精神药物非法转运公约》（*United Nations Convention against Illicit Traffic in Narcotic Drugs and Psychotropic Substances*）（1988 年）[5]。这些公约是防止药物滥用的全球性努力，同时也使人们能够获得这些药物作为缓解疼痛和痛苦的临床必需的药物。通过签署这些条约，各国已做出承诺在其领土内实施相关的多种药物管制措施，而又不过分限制作为药物应用的获得。

这些国际药物公约的麻醉性药品委员会（Commission on Narcotic Drugs, CND），代表着对这些国际药物公约的国家管理机构，有权根据世界卫生组织的正式提案决定一种药物是否应列为麻醉性药品还是精神药物。《世界卫生组织审查国际管制的精神活性物质指南》（*Guidance for the WHO review of psychoactive substances for international control*）中描述了根据这两项公约制定药物计划提案的过程[6]。国际麻醉性药品控制局（International Narcotics Control Board, INCB）负责监督政府遵守和确保以上国际公约的实施；另一方面，确保受控药物可提供给医学和科学研究使用。此外，要保障管控药品不会由合法应用的资源转移到非法的市场。

麻醉性药品和阿片类镇痛药品的单一公约

经 1972 年议定书[3]修订的《联合国麻醉药品单一公约》(1961 年)是管制阿片类药物的主要国际公约。它力求将麻醉药物的生产、制造、出口、进口、分销、贸易、应用和储存完全限制在医疗和科学研究应用的范畴。单一公约分为四个类别:附表一、附表二、附表三和附表四。每一附表都涉及根据所列出药物可能产生的药物滥用和依赖性的严重程度所采取的一系列的管控措施。吗啡和其他强阿片类药物,如芬太尼、氢吗啡酮、羟考酮、美沙酮等列于附表一。为遵守单一公约,各国应对列于附表一的麻醉性药品采取下列措施:

- 估计每年的医学和科学研究的需求,并提交各自的估算计划给 INCB 以便确认;
- 限制生产总数量和进口的估计计划,考虑出口的数量;
- 确保各国坚持由持证专属机构在该国境内进行贸易和分销;
- 要求开具医疗处方,才能够应用分发;
- 向 INCB 报告进口量、出口量、制造、消耗的数量和库存等数量的情况;
- 坚持对如下机构和环节进行系统检查,包括制造商、出口商、进口商、麻醉性药品的批发商和零售分销商,以及医疗机构和科研机构等,并确保其接受对信誉、库存和记录的检查;
- 采取各种管理计划防止这些药物的转移和滥用;

《单一公约》在序言中申明:"要充分认识麻醉性药品的医疗应用对缓解疼痛和痛苦仍然是必不可少的,必须作出恰当的规定,确保为这些目的提供可及的麻醉性药品。"这就使国际公约的缔约国家有义务确保受管制药品的医学供应的有效性。

药物滥用与患者需求的关系

单一公约认可,各国政府有权在认为必要时进一步采取限制措施,以防阿片类药物的转移(挪用)和滥用。然而,这项权利必须要与确保阿片类药物医疗应用目的的责任保持平衡。

在决定适当的管控措施时,各国政府应考虑到单一公约的双重目标。INCB 注意到,在一些国家对药物滥用的担忧导致了法律和规章的严管,或对法律和规章的不当解释,使获得用于医疗用途的阿片类药物存在不必要的困难:

……阻止许多阿片类药物的合法应用并不一定能够防止非法采购的阿片类药物的滥用。因此,对阿片类药物合法可及性的过分限制措施,可能最终只会剥夺大多数患者获得合法用途的阿片类药物的机会[7]。

INCB 在 2004 年的年度报告中进一步承认,各国在获得阿片类镇痛药物以缓解疼痛方面存在巨大差异。报告称,6 个发达国家的吗啡消费量占全球吗啡使用量的 79%。相反,占世界人口的 80% 的发展中国家,只用了大约 6% 的全球吗啡的消耗量[8]。研究世界各地的阿片类药物消费的合理性发现,56.83 亿人生活在强阿片类镇痛药物使用明显不足的国家,而使用强阿片类镇痛药物充足的国家则只有 4.64 亿人口。另外还有 4.33 亿人生活在没有相关数据的国家[9]。

建立药物管制公约是为了加强公共卫生意识,这一方面受到医疗管制药物供应的积极影响,另一方面受到滥用和依赖的负面影响。各国应寻求最佳平衡,以便为公共卫生取得最佳成果。

各国政府应审查其药物管制法规和政策,以查明是否存在过度限制性的规定而影响受管控药物被提供于适当的医学治疗。法规还应确保其条款旨在优化卫生成果,并在必要时采取纠正行动。通常属于医疗性质的决定应由健康执业人员作出。为此,他们可以使用世界卫生组织的政策指导方针,特别是确保有关受管制药物的国家政策的平衡[2],尤其是该出版物中所列出的公约国家清单。

国际药物管制条约下的各国家权威主管部门

依据 1972 年议定书修订的 1961 年批准的《国家麻醉药品管制单一公约》,国家应该立法指定一个合法主管的国家机构,该机构负责与 INCB 和其他国家主管部门协调联系。这些权威主管机构也要管理有关医用管制药品的国家条例。国家权威的主管部门办公室通常设在国家药品监督管理局和/或卫生部内。在某些国家,权威的国家主管部门是一个单独的政府机构;而在某些国家,它是设置在另一个部门的行政办公室,如设在司法部、警察局或财政部。

对涉及参与阿片类镇痛药采购和供应规划的任何管理人员和工作人员,首先认证国家法定主管机构是必需的步骤。可提供各国主管当局的名单及其联系方式[1]。

---

[1] 见 http://www.painpolicy.wisc.edu/countryprofiles,访问日期 2018 年 10 月 4 日。

对阿片类药物的国家医疗需求估计的公约要求

每年,国家权威机构必须为下一年编制其对附表一中麻醉性药品(吗啡和其他强阿片类镇痛药)和附表二[10]的需求估算。这些估算需提交给 INCB,并制定年度采购用于医疗用途的强阿片类药物的数量限制。这个估算必须在 6 月 30 日以前提交 INCB,比它们所被应用的时间提前 3~6 个月。INCB 于当年 12 月前将确认的估算通知合法的国家主管部门。

根据 1972 年议定书修正的《联合国麻醉药品单一公约》(1961 年),国家生产或进口的受管制药物的数量不得超过政府官方的估计数。因此,向 INCB 提交适当的估计数对进口管制药物是至关重要的,因为出口国家将拒绝向一个已用完该年允许进口数量的国家出口更多麻醉性药品。

确定一个国家满足医学和科学研究需要所需阿片类药物的数量责任完全在于政府,尽管 INCB 可能会审查估计数并要求补充资料和说明。如果各国未能确定每年所需麻醉性药品的估计数,INCB 将代表相关国家确定这些估计数。在这种情况下,INCB 将其估计数通知有关国家的合法主管部门,并请该部门加以核查。

可靠估计数量的重要性

世界卫生组织和 INCB 正在编制一份关于估计国际管制药品需求的联合指南。这是进行阿片类镇痛药供应周期中一个特别重要的步骤,因为它确保了这些基本药物的不间断供应。引进或扩大镇痛服务范围的国家需要充分预测卫生系统日益增加需求的阿片类镇痛药物的数量。

如果年度概算不足,国家主管部门可在年度内任何时候向 INCB 提出补充估算。但是,将要求国家主管部门对额外需要增加药物数量的情况作出解释。这种补充估算应尽可能只在无法预见的情况下和采用新的治疗方法时使用[11]。

受管制药品的市场供应限制在提交给 INCB 的估计数量内。因此,管理人员和与采购强阿片类药物有关的其他方面人员必须了解有关药物的国家估计数。审计委员会每月在互联网络(www. incb. org)上公布从各国政府收到的估计数的变动情况,或每季度拟发给各国政府相关技术报告的拷贝形式,作为对出口国的指导。

强阿片类镇痛药物的本国制造

一个国家收到 INCB 对其估计数的确认后,便可以开始按照附表一的规定生产或进口阿片类镇痛药物。单一公约要求政府向生产阿片类药物的个体和企业颁发许可证。为了防止这些强阿片类药物流入非法市场,必须为制造商提供必要的原料,并建立起相关记录和安全程序,以及建立起从获得原料到分发产品时的安全措施。

此外,各国政府应保障所生产药品的质量良好,如执行优良的生产规范工艺和国家药品监督管理局的市场授权要求。

此外,还要求就下列事项向 INCB 提供特别报告:
- 其他药品的制造商所应用阿片类药物的数量;
- 拟生产阿片类药物的制药工业数量;
- 各机构生产阿片类药物的数量。

强阿片类药物的进口系统/出口系统

管理强阿片类药物的采购和供应的原则与其他药品的采购和供应原则类似,但需要依据《单一公约》和国家立法规定的其他相关程序。

一般来说,每个国家都有自己的进口程序,这可能需要获得该国有关部门的批准,例如卫生部、国家药品监督管理局和其他实体部门(例如进口关税局)。

具体地说,单一公约要求对麻醉性药品的进口和出口执行额外的程序和批准。下面和**图 A5.1** 中概述的这些步骤广泛适用于各个国家,尽管具体要求可能因国家而异。

1. 获得许可的进口机构(例如私营或公立公司)向进口国主管部门申请进口授权书。应该指出的是,虽然有些国家的主管部门与国家药品监督管理局不同;但在另一些国家,它们可能是同一权威机构。

2. 权威机构考虑是否给予适当的授权许可,以及所需药物的数量是否在国家预算之内。如果是,主管机构应以适当的份额签发进口证书正本和若干副本。进口方持正本和副本各一份,出口国家主管部门持副本一份,另一份副本保存在发证机关的记录中。

3. 进口商将进口授权书的正本寄发给负责该药物出口的公司。

4. 出口商向其主管机关申请出口授权书,并随申请书附上进口授权书。

5. 出口国主管部门检查是否签发了进口授权书,出口商是否获得了合规的许可证。如果申请被批准,则颁发出口授权,并退回原始的进口授权书。

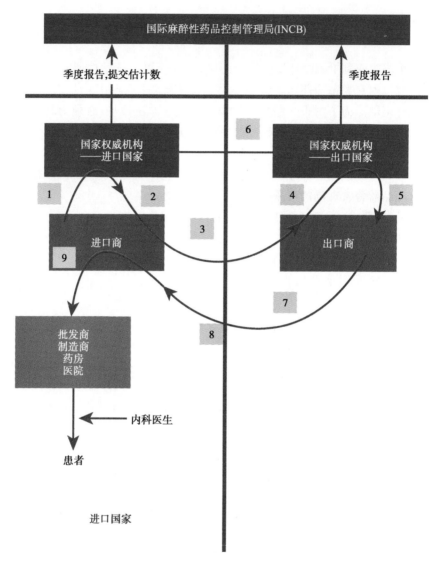

图 A5.1 麻醉性药品进出口的步骤和批准
资料来源:经允许改编自 UNODOC et al. 2018[12]

　6. 出口国家主管部门将出口授权书副本送交进口国家主管部门。

　7. 出口方将药品连同出口授权书复印件和原进口授权书一起发送给进口方。

　8. 这批货物必须通过两次海关检查:一次在出口国,一次在进口国。

　9. 进口商将出口授权书提交给进口国主管部门。

进口/出口授权许可或证书的要求

进出口授权许可书都应该包括：
- 国际非专利药物名（international nonproprietary name，INN）；
- 药品进口或出口的数量；
- 进口商和出口商的名称和地址；
- 授权许可书的有效期。

出口授权书还应载明进口授权书的参考编号和日期，以及签发机关的名称。各国的进出口申请表格可能有所不同。INCB 关于这些授权许可书的示范表格载于《供国家药物检测实验室和国家主管当局使用的药物和药物前体进出口指南》（*Guidelines for the import and export of drugs and precursor references standards for use by national drug testing laboratories and competent national authorities*）[13]。

每次装运通常都需要进出口许可证。一个进口许可证可以允许更多的货物运输（出口许可证可需要在单一的基础上授权）。

- 阿片类药品的进出口审批过程可能会非常漫长，而且容易出错。因此，管制药品的采购需要仔细规划；
- 涉及阿片类镇痛药品的采购经理及工作人员应该以这里列出的程序和步骤为起点，针对各自国家的情况制定全面的计划。由于管制药品的进口涉及若干部门/机构的决策和批准，因此至关重要的是在所有各方之间建立强有力的协调和伙伴关系。

阿片类药物出口、进口和消耗的报告制度

国家权威主管部门必须按照附表一分类的阿片类镇痛药物的进出口数据，按照季度报告发送到 INCB。这也是强制性的年度例行报告制度，必须报告的内容包括阿片类药物生产的总量、消耗量和在中央级别的库存（如授权储存在中央仓库，生产商的仓库）。年度报告量不包括储存于零售药房、零售分销商或其他医疗服务机构药房的药物，而这些医疗服务机构因临床需求目的而被认为已被消费。"库存量"是由经 1972 年议定书修正的《联合国麻醉药品单一公约》（1961 年）第 1 条款定义的。

强阿片类药物的分发

《单一公约》要求各国确保只有获得许可的缔约方才能进行贸易和销售分

发。国家权威主管当局通常向私营公司、制造商或批发商提供贸易和分销许可证。药品生产企业、批发商可以直接向持证药店或医院销售药物成品。批发商还必须获得国家主管部门的许可,并必须遵守有关安全和保存记录的规则。《单一公约》既不要求各国向一个国家机构或私营公司提供储存、分销和贸易管制药物的专有权,也不建议在一个特殊或单独的药物分销系统内管理阿片类药物。

然而,一些国家将管制药品的储存和分销与其他药品的分销系统分开管理,还规定了除《单一公约》规定之外的额外要求。这样有时可能对获得强阿片类药物产生负面的影响,并可能增加分发成本。

对阿片类药物处方和分发的一般要求

《单一公约》要求医疗机构医生向患者开具处方和将管制药物分发给个体化有需求的患者。各国对处方的法律要求各不相同。然而,根据大多数处方药物的相关规定,阿片类镇痛药处方内容如下:

- 开具处方的医疗执业者的姓名和医疗机构地址;
- 患者的姓名;
- 开处方的日期;
- 要分发的药物剂型(例如吗啡片);
- 要分发的药物以毫克(mg)为单位的药物剂量(包括药物名称和数量);
- 所分发的药物服用的次数(如每日一次、每日两次等);
- 开具处方的医生或健康专业人员的签名。

双处方和特殊处方格式的要求增加了卫生健康工作者和药品管制部门的行政管理和工作负担。如果没有现成的处方格式,或者卫生专业人员需要付出较多的代价,问题会变得更加复杂。如果各国认为有必要或需要,国际公约允许双处方和特别处方的格式。各国政府应确保这一系统的工作不妨碍管制药品的供应和可及性。处方上载明的药品数量和治疗期限不受限制。

世界卫生大会第 67.19(2014)号决议,强调姑息关怀作为生命全程整体关怀的一个重要组成部分

2014 年,世界卫生大会[14]:

1. 确认姑息关怀的可及性和为医疗和科研目的获得基本药物的可及性,认证受控药物的制造生产,包括阿片类镇痛药物如吗啡,符合 3 个联合国际药品管制公约,有助于享受最高标准的卫生和安康的权利的实现;

2. 指出为医疗和科研的目的涉及获得国际管控药物的有效性和合理应用,特别是针对疼痛和痛苦的缓解在许多国家仍然不足的现状;强调了会员国的需求要有世界卫生组织秘书处的支持;联合国毒品和犯罪问题办事处及国际麻醉药品管制局(INCB)等组织要确保联合国国际药物管制公约的实施,保障麻醉药品和精神药物在国际药物管制下的运作不会对获得这类药物造成不适当的管理规则障碍;

3. 通告姑息关怀服务机构:控制疼痛所需的管制药物已列入《世界卫生组织基本药物的标准清单》(*WHO Model list of essential medicines*)和《世界卫生组织儿童基本药物的标准清单》(*WHO Model list of essential medicines for children*);

4. 鼓励各成员国:

■ 评估国内姑息关怀的需求,包括疼痛治疗的药物需求,并促进协同行动,确保姑息关怀领域基本药物的供应充足,避免短缺;

■ 根据联合国国际药物管制公约,参照世界卫生组织关于改善疼痛管理药物的可及性和合理应用的政策指导,审查和酌情修订国家和地方管制药物的立法和政策;

■ 根据最近在《世界卫生组织基本药物的标准清单》和《世界卫生组织儿童药物的标准清单》中增加了关于疼痛和姑息关怀药物的章节,酌情更新国家基本药物清单。

参考文献

1. WHO Guidelines on the pharmacological treatment of persisting pain in children with medical illness. Geneva: World Health Organization; 2012.

2. Ensuring balance in national policies on controlled substances: guidance for availability and accessibility of controlled medicines. Geneva: World Health Organization; 2011.

3. Single Convention on Narcotic Drugs, 1961, as amended by the 1972 Protocol. New York (NY): United Nations; 1961 (https://www.unodc.org/pdf/convention_1961_en.pdf, accessed 3 October 2018).

4. Convention on Psychotropic Substances, 1971. New York (NY): United Nations; 1971 (https://www.unodc.org/pdf/convention_1971_en.pdf, accessed 3 October 2018).

5. United Nations Convention against Illicit Traffic in Narcotic Drugs and Psychotropic Substances, 1988 adopted by the Conference at its 6th plenary meeting on 19 December 1988. New York (NY): United Nations; 1991 (https://www.unodc.org/pdf/convention_1988_en.pdf, accessed 3 October 2018).

6. Guidelines for the WHO review of psychoactive substances for international control. Geneva: World Health Organization; 2007.

7. Report of the International Narcotics Control Board for 1989 : demand for and supply of opiates for medical and scientific needs. Vienna: International Narcotics Control Board; 1989.

8. International Narcotics Control Board. Precursors and chemicals frequently used in the illicit manufacture of narcotic drugs and psychotropic substances: report of the International Narcotics Control Board for 2004 on the Implementation of Article 12 of the United Nations Convention against Illicit Traffic in Narcotic Drugs and Psychotropic Substances of 1988. Vienna: International Narcotics Control Board; 2005.

9. Seya M-J, Gelders SFAM, Achara OU, Barbara M, Scholten WK. A first comparison between the consumption of and the need for opioid analgesics at country, regional, and global levels. J Pain Palliat Care Pharmacother. 2011;25:6–18.

10. List of narcotic drugs under international control. Prepared by the International Narcotics Control Board in accordance with the Single Convention on Narcotic Drugs, 1961. Protocol of 25 March 1972 amending the Single Convention on Narcotic Drugs, 1961. Vienna: International Narcotics Control Board; 2004.

11. Report of the International Narcotics Control Board for 2008. Vienna: International Narcotics Control Board; 2009.

12. UNODC, World Health Organization, and Joint United Nations Programme on HIV/AIDS. United Nations Regional Task Force on Injection Drug Use and HIV/AIDS for Asia and the Pacific. A step-by-step algorithm for the procurement of controlled substances for drug substitution therapy. Internal document. Bangkok: United Nations Office on Drugs and Crime Regional Centre for East Asia and the Pacific; 2007 (https://www.unodc.org/documents/hiv-aids/Step-by-Step%20procurement%20subs%20treat.pdf, accessed 3 October 2018).

13. Guidelines for the import and export of drugs and precursor reference standards for use by national drug testing laboratories and competent national authorities. Vienna: International Narcotics Control Board; 2007.

14. Resolution WHA 67.19. Strengthening of palliative care as a component of comprehensive care throughout the life course. Sixty-seventh World Health Assembly, Geneva, 9–14 May 2014. Geneva: World Health Organization; 2014 (http://apps.who.int/gb/ebwha/pdf_files/WHA67/A67_R19-en.pdf, accessed 29 May 2018).

附录6 药物学概况和阿片类药物的转换表

1. 药物学概况

(1) 阿司匹林

　　栓剂:分别有 50~150mg/每个的栓剂

　　片剂:分别有 100~500mg/每片的剂型

　　应用指征:

　　轻度至中度疼痛,包括痛经、头痛;风湿性疾病和包括青少年关节炎在内的其他肌肉骨骼疾病的疼痛和炎症;发热;偏头痛急性发作;抗血小板凝集。

　　禁忌证:

　　对阿司匹林或其他非甾体抗炎药过敏(包括哮喘、血管性水肿、荨麻疹或鼻炎);16 岁以下儿童和青少年(以降低患雷氏综合征的风险);先前的或活动性的消化性溃疡;血友病和其他出血性疾病;不用于治疗痛风。

　　谨慎应用:

　　有以下疾患时慎用:

- 哮喘
- 过敏性疾病
- 肾功能损害
- 肝损伤
- 怀孕
- 母乳喂养期
- 老年人
- G6PD-缺乏症
- 脱水的交叉反应

　　应用剂量:

- 轻度至中度疼痛,发热,与饭同服或饭后服用,成年人,如有必要,300~900mg 每 4~6 小时一次;每日总量 4g;16 岁以下儿童不推荐应用。
- 轻度至中度疼痛,发热,经直肠给予,成人如有必要,每 4 小时插入栓剂 600~900mg;最多每日 3.6g;16 岁以下儿童不推荐应用。
- 炎症性关节炎,经口与食物同时服用或进食后服用,成人每日 4~8g/d,急性疾患情况分次服用。在慢性疾病中,每天高达 5.4g 可能是足够的剂量。

不良反应:

服用较低剂量时,不良反应一般较轻或者不常见;但不良反应常见于抗炎应用的剂量,包括胃肠道不适或恶心、溃疡伴隐匿性出血(偶尔大出血),其他出血包括眼结膜下出血;听力障碍如耳鸣(很少耳聋),眩晕,精神错乱,过敏反应包括血管性水肿、支气管痉挛和皮疹;出血时间增加;很少有水肿、心肌炎和血液疾病(特别是血小板减少症)。

(2)磷酸可待因

片剂:分别有 15mg,30mg,60mg/每片的剂型
口服溶液:有 25mg/5ml 的剂型
注射剂:有 60mg/ml 的注射液
该药物属于《联合国麻醉药品单一公约》(1961 年)国际管制的药物。

注意事项:

可待因是吗啡的前体,需要在细胞色素 P_2D_6 酶(CYP_2D_6)的作用下代谢转换为吗啡才能产生镇痛作用。只有 ≤10% 的可待因通过 CYP_2D_6 的 O-去甲基化转化为吗啡[1,2,3]。因此,镇痛的作用是吗啡所产生的。由于个体化和种族之间的遗传差异,由可待因转换成吗啡的 CYP_2D_6 酶的代谢作用存在很大的变异性,使得应用该药物的受益和风险难以预测。平均来看,77% ~ 92% 的人群能够将可待因专一地代谢为吗啡,而 5% ~ 10% 的人群代谢不良,因此可待因对这类人群没有止痛效果。1% ~ 2% 的人是极快速代谢者,他们应用可待因转换为吗啡后具有较高风险和易引起中毒,包括呼吸抑制。极快速代谢者的流行病学存在种族间的明显差异:白人占 1% ~ 10%;阿拉伯人、埃塞俄比亚人和北非洲人中 16% ~ 28%[4]等均为极快速代谢者。2015 年,埃塞俄比亚政府暂时禁用可待因[5]。此外,一些权威机构认定像可待因那一类弱阿片类药物对癌性疼痛的治疗不能满足药理学的需求,因为低剂量的吗啡(或其他的强阿片类)通常都能够提供更快、更好的癌性疼痛缓解[6,7]。这些权威机构不鼓励应用任何剂型的可待因镇痛。

应用指征:
轻度到中度疼痛;腹泻。

禁忌证:
呼吸抑制,阻塞性气道疾病,急性哮喘发作;具有引起麻痹性肠梗阻的危险。

谨慎应用:

- 肾损害/肾功能障碍,慎用
- 肝损害/肝功能障碍,慎用

- 依赖性,长期应用易产生依赖性
- 怀孕,慎用或不用
- 哺乳期母亲,慎用或不用
- 过量服用,引起中毒

与其他药物的交叉作用:

- 酒精:增强镇静作用和降压作用
- 阿米替林:可能会增加镇静的作用
- 氯丙嗪:增加镇静和降压的作用
- 氯米帕明(氯丙咪嗪):可能增加镇静作用
- 地西泮:增强镇静作用
- 氟奋乃静:增强镇静和降压作用
- 氟哌啶醇:增强镇静和降压作用
- 甲氧氯普胺:可待因致甲氧氯普胺对胃肠道蠕动有拮抗作用
- 利托那韦:可能增加可待因的血浆浓度

应用剂量:

轻度到中度疼痛,口服成人剂量,30~60mg 每 4 小时一次;必要时最大剂量,每日 240mg。

不良反应:

长期应用产生顽固性便秘;眩晕、恶心、呕吐;排尿困难;输尿管或胆道痉挛;口干、头痛、出汗、面部潮红;在应用治疗剂量时,可待因比吗啡更容易产生耐受性、依赖性、欣快感、镇静或其他不良反应。

(3) 芬太尼

经黏膜锭剂:每锭 200、400、600、800、1 200 和 1 600μg(枸橼酸盐剂型)。

透皮贴剂(缓慢释放):每贴 12、25、50、75 和 100μg/h(基质型)。

注射剂:50μg/ml,有大小不同的安瓿(枸橼酸盐剂型)。

应用指征:

中度到重度的持续性疼痛。

禁忌证:

对阿片类激动剂或对制剂的任何成分的过敏体质;急性呼吸抑制;急性哮喘;麻痹性肠梗阻;禁止与单胺氧化酶抑制剂同时使用,或在应用单胺氧化酶抑制剂治疗结束后 14 天内使用;如没有通气功能的改善,会引起颅内压升高和/或颅脑损伤;禁用于昏迷。

谨慎应用:

呼吸功能受损;避免快速注射,以免造成胸壁僵硬及肺通气障碍;心动过缓;

哮喘;低血压;休克;阻塞性或炎性肠道疾病;胆道疾病;抽搐发作;甲状腺功能减退;肾上腺皮质功能不足;避免长时间用药治疗后的突发戒断症状;糖尿病;意识受损;急性胰腺炎;重症肌无力;肝功能损伤;肾功能损害;中毒性精神病;体温>40℃(104℉)的发热患者血清浓度增高。

技术性操作的任务:

提醒患者或护理人员注意,存在需要注意力高度集中或精细协调工作时应用的相关风险,例如操作重型机械。

应用剂量:

阿片类药物初用患者的初始剂量

1)皮下/静脉注射(SC/IV):

■ 初始剂量为 25~100μg,然后酌情 25~50μg p. r. n.

■ 对老年人和身体衰弱患者酌情减少剂量,如 12.5~25μg p. r. n.

■ 一般 p. r. n. 剂量的间隔是 q1h,但严重急性疼痛时可能需要在密切监测下频繁的给以多次剂量

■ 缓慢静脉注射要间隔 3~5 分钟以上;这样可以降低肌肉僵直的风险

2)连续皮下/静脉输注(CSCI/CIVI):

■ 初始剂量 240~480μg/24h

■ 针对暴发性疼痛,允许给予 24 小时总剂量 10% 的剂量 p. r. n. q1h

■ 根据需要滴定输注剂量

3)透皮贴剂:

■ 12~25μg/h(吗啡与芬太尼透皮贴剂的转换见**表 A6.3 和表 6.4**)

黏膜吸收锭剂(口腔黏膜枸橼酸芬太尼):开始应用最低剂量,仅用于阿片类药物耐受性患者的暴发性疼痛:定时应用强阿片类药物治疗慢性癌性疼痛≥1周。定时强阿片类药物的最低剂量应为吗啡 60mg/24h PO,或给予芬太尼透皮贴 25μg/h,或氢吗啡酮 8mg/24h PO,或羟考酮 30mg/24h PO,或其他阿片类药物的等效剂量。经黏膜吸收芬太尼产品的处方医生应该:

■ 具有丰富的对肿瘤患者应用阿片类药物治疗的经验;

■ 限于具有相关指征,能够按照说明书进行贴剂给药,并妥善管理、储存和回收废贴的患者;

■ 提供持续的监管;

■ 记住芬太尼具有被滥用的潜在可能性;

■ 充分了解不同经黏膜吸收的制剂,并没有生物等效剂量,也不能直接在阿片类药物间转换,因此要求:

■ 实名处方;

■ 当初始或转换为经黏膜吸收产品时,要求从最低可及剂量重新滴定。

不良反应：

- 常见——恶心、呕吐、便秘、口干、胆道痉挛、呼吸抑制、肌肉僵硬、呼吸暂停、肌阵挛运动、心动过缓、低血压、腹痛、厌食、消化不良、口腔溃疡、味觉障碍、血管扩张、焦虑、嗜睡、出汗。
- 不常见——胀气、腹泻、喉头痉挛、呼吸困难、低通气、人格解体、构音障碍、健忘症、协调功能障碍、异物感、全身不适、躁动不安、震颤、肌肉无力、高血压、眩晕、瘙痒、支气管痉挛。
- 罕见——循环抑制、心脏骤停、呃逆、心律失常、麻痹性肠梗阻、咯血、精神病、癫痫、休克、心跳停止、发热、共济失调、肌肉震颤、局部刺激性（贴透皮贴的部位）。

与其他药物的交叉反应*：

- 胺碘酮——严重的心动过缓，有报道窦房结阻滞和低血压；
- β-肾上腺素能阻滞剂——有报道严重低血压；
- 钙通道阻滞剂——有报道严重低血压；
- 中枢神经系统抑制剂——芬太尼的附加效应或增强效应；
- 咪唑类抗真菌药物——与芬太尼同用可能附加效应或增强效应的作用；
- 大环内酯类抗生素——可能增强或延长芬太尼的作用；
- 单胺氧化酶抑制剂*——致阿片类药物的严重的和不可预测的增强作用；
- 纳洛酮*——产生阿片类药物的戒断症状；
- 那曲酮*——促发阿片类药物戒断症状；
- 精神安定剂——可能降低肺动脉压、低血压和低血容量；
- 一氧化二氮——可能产生心血管抑制作用；
- 阿片类药物拮抗剂/部分激动剂——可促发阿片类药物戒断症状；
- 苯妥英钠——可降低芬太尼的血浆浓度；
- 蛋白酶抑制剂——可能会增强或延长芬太尼的作用。

  *表示严重。

（4）氢(化)吗啡酮

注射剂：1mg/ml，2mg/ml，4mg/ml，10mg/ml/安瓿

片剂：2mg，4mg，8mg/片（作为盐酸化合物）

口服液：1mg/ml（作为盐酸化合物）

缓释胶囊：2mg，4mg，8mg，16mg，24mg/胶囊

应用指征：

中度-重度的持续性疼痛。

禁忌证：

对阿片类激动剂或对氢吗啡酮的任何成分过敏者；急性呼吸抑制；急性哮喘；麻痹性肠梗阻；禁止与单胺氧化酶抑制剂同用，或在应用单胺氧化酶抑制剂结束后 14 天内应用；如通气功能不改善，引发颅内压升高和/或颅脑损伤；昏迷。

谨慎应用：

对以下状况慎用：呼吸功能受损；避免快速注射，以免造成胸壁僵硬及通气障碍；心动过缓；哮喘；低血压；休克；阻塞性或炎性肠疾病；胆道疾病；痉挛性疾病；甲状腺功能减退；肾上腺皮质功能低下；避免长时间治疗后突然停药致戒断症状；糖尿病；意识受损；急性胰腺炎；重症肌无力；肝功损伤；肾功能损害；中毒性精神病。

技术性的任务：

敬告患者或照护者，存在要求集中注意力或精细协调工作时应用的风险，例如操作重型机械。

常用剂量：

阿片类药物初用患者的初始剂量：

- 口服：按需要，1~4mg 每 4 小时一次
- 皮下/静脉注射（SC/IV）：按需要，0.3~0.7mg 每 3~4 小时一次
- 连续皮下/静脉输注（CSCI/CIVI）：0.1~0.2mg/h

注意事项：

肾功能损害：中度（肾小球滤过率 10~20ml/min 或血清肌酐 300~700μmol/L）和重度（肾小球滤过率<10ml/min 或血清肌酐>700μmol/L）损害，减少剂量，根据反应滴定，从最低剂量开始。

肝脏损害：谨慎使用，根据损害的不同程度减少初始剂量。

不良反应：

- 常见——恶心、呕吐、便秘、口干、镇静、胆道痉挛、呼吸抑制、肌肉僵直、呼吸暂停、肌阵挛性运动、乏力、眩晕、精神错乱、烦躁、欣快、头晕眼花、瘙痒、皮疹、嗜睡、出汗；
- 不常见——低血压、高血压、心动过缓、心动过速、心悸、水肿、直立性低血压、心肌梗死、视力障碍、腹部绞痛、缺氧、感觉异常、全身不适、躁动不安、震颤、肌肉无力、幻觉、眩晕、情绪变化、依赖、嗜睡、焦虑、睡眠障碍、头痛、味觉障碍、烦躁、尿潴留、喉痉挛、支气管痉挛；
- 罕见——循环衰竭，心脏骤停，呼吸骤停，休克，麻痹性肠梗阻，癫痫发作。

与其他药物的交叉反应：

- 中枢神经系统抑制剂——与氢吗啡酮同用，具有增加效应或增强效应；
- 乙醇*——与氢吗啡酮同用，具有增加效应或增强效应，如果与缓释氢吗啡酮制剂一起使用，可能发生潜在致命的相互作用（剂量无关）；

- 单胺氧化酶抑制剂*——严重和不可预测的阿片类药物的增强效应;
- 纳洛酮*——促发阿片类药物的戒断症状;
- 那曲酮*——促发阿片类药物的戒断症状;
- 阿片类药物拮抗剂/部分激动剂*——可促发阿片类药物的戒断症状。
    *表示严重。

（5）布洛芬

片剂:200mg/片;400mg/片

应用指征:

风湿性疾病和其他肌肉骨骼疾病的疼痛和炎症;轻度-中度疼痛,包括痛经及头痛;急性偏头痛。

禁忌证:

对阿司匹林或其他非甾体药物的高敏状态(包括哮喘、血管性水肿、荨麻疹或鼻炎);活动性消化溃疡。

谨慎应用:

肾功能损害;肝损伤;如果有消化性溃疡史最好避免;心脏疾病;老年人;怀孕和哺乳;凝血障碍;过敏性疾病,交叉反应。

应用剂量:

轻度至中度疼痛,发热,炎性骨骼肌肉疾患,经口服进食时,或进食后服用,成人每日 1.2~1.8g,分 3~4 次服用,如有必要,每日最多增加至 2.4g(炎性疾病每日 3.2g);一般每天 0.6~1.2g 的维持剂量可能就足够。

不良反应:

胃肠功能紊乱,包括恶心、腹泻、消化不良、溃疡和出血;高敏反应包括皮疹、血管性水肿和支气管痉挛;头痛、头晕、紧张、抑郁、嗜睡、失眠、眩晕、耳鸣、光敏、血尿;体液潴留(老年人很少促发充血性心力衰竭)、血压升高、肾衰竭;很少有肝损伤、肺泡炎、肺嗜酸性粒细胞增多症、胰腺炎、视力障碍、多形红斑(斯蒂文-约翰逊综合征)、中毒性皮肤坏死松解(莱尔综合征)、结肠炎和无菌性脑膜炎。

（6）美沙酮

注射剂:10mg/ml,有不同瓶装(为盐酸盐的制剂)

片剂:5mg/片,10mg/片,40mg/片(为盐酸盐的制剂)

口服液:1mg/ml,2mg/ml,5mg/ml(为盐酸盐的制剂)

口服浓缩液:10mg/ml(为盐酸盐的制剂)

特别注意事项:

由于美沙酮的性质复杂,且个体间的药代动力学差异较大,因此美沙酮只能由有使用经验的医护人员使用。

滴定需要在密切临床观察患者的前提下进行,通过几天的调整才能完成滴定。

应用指征:

中度至重度持续性疼痛。

禁忌证:

对阿片类激动剂或对该药物的任何成分高效者;急性呼吸抑制;急性哮喘;麻痹性肠梗阻;与单胺氧化酶抑制剂同用,或在该药应用结束后 14 天内使用;如不改善通气,诱发颅内压升高和/或头部损伤;昏迷。

谨慎使用:

呼吸功能受损;避免快速注射,以免造成胸壁僵硬,通气困难;心脏传导异常史;猝死家族史[推荐心电图(ECG)监测];QT 间期延长;哮喘;低血压;休克;阻塞性或炎性肠病;胆道疾病;痉挛性疾病;甲状腺功能减退;肾上腺皮质功能不全;避免长时间治疗后突然停药;糖尿病;意识受损;急性胰腺炎;重症肌无力;肝功能损伤;肾功能损害;中毒性精神病。

技术性操作的任务:

提醒患者注意,进行需要注意力或协调行为的技术操作的任务具有风险,例如操作重型机械。

应用剂量:

一般来说,美沙酮应用于对吗啡或其他强阿片类药物反应欠佳的患者。有关由其他阿片类药物转换为美沙酮的详情,请参阅参考文献[3]。然而,如有需要,以下剂量可用于阿片类药物初用患者应用美沙酮治疗的初始剂量:

- 2.5mg PO q8h(老年患者 1~2mg),定时应用和同时给予 q6h p.r.n. 的剂量
- 如果需要,每周上调滴定一次定时的剂量,并且在医生指导下给予 p.r.n. 剂量

注意事项:

肾功能损伤:严重肾功能不全(GFR<10ml/min 或血清肌酐>700μmol/L),根据对该药物的反应,酌情减少 50% 剂量,并进一步滴定;该药物对肾衰竭的患者不产生明显的蓄积,因为美沙酮的清除主要在肝脏进行。

肝脏损害:避免应用或减少应用剂量;可能促发昏迷。

不良反应:

- 常见——恶心、呕吐、便秘、口干、胆道痉挛、呼吸抑制、嗜睡、肌肉僵硬、低血压、心动过缓、心动过速、心悸、水肿、直立性低血压、幻觉、眩晕、欣快感、烦躁、依赖、精神错乱、尿潴留、输尿管痉挛;
- 不常见——烦躁不安,呼吸困难,低通气,人格解体,构音障碍,健忘症,不协调的动作,感觉异常,不适,躁动不安,震颤,肌肉无力,高血压,头晕,瘙痒,支

气管痉挛,痛经,眼睛干燥,高泌乳素血症;

- 罕见——心电图 QT 间期延长、体位扭曲、体温过低、循环系统抑制、心脏骤停、呃逆、心律失常、麻痹性肠梗阻、咯血、精神病、癫痫发作/抽搐、休克、心跳停止、发热、共济失调、肌肉痉挛、颅内压升高。

　　与其他药物的交叉反应:

- 阿巴卡韦——可能降低血浆美沙酮浓度;
- 胺碘酮——可能导致心电图 QT 间期延长的风险增加;
- 托莫西汀——增加室性心律失常的风险;
- 卡马西平——降低血浆中美沙酮浓度;
- 中枢神经系统抑制剂——与美沙酮同用,会添加或增强美沙酮的作用;
- 依法韦仑——降低血浆美沙酮浓度;
- 氟伏沙明——可能升高血浆美沙酮浓度;
- 膦沙那韦——降低血浆美沙酮浓度;
- 延长心电图 QT 间期的药物——可能导致心电图 QT 间期延长的风险增加;
- 单胺氧化酶抑制剂*——增加阿片类药物的严重的和不可预测的不良反应;
- 纳洛酮*——促发阿片类药物的戒断症状;
- 那曲酮*——促发阿片类药物的戒断症状;
- 奈非那韦——降低血浆美沙酮浓度;
- 奈韦拉平——可能降低血浆美沙酮浓度;
- 阿片类药物拮抗剂/部分激动剂——可诱发阿片类药物戒断症状;
- 苯巴比妥——降低美沙酮血浆浓度;
- 苯妥英钠——苯妥英钠加速美沙酮的代谢,从而降低不良反应和戒断症状的风险;
- 奎宁——可导致心电图 QT 间期延长的风险增加;
- 利福平——加速美沙酮代谢;
- 利托那韦——降低美沙酮血浆浓度;
- 伏立康唑——升高血浆中美沙酮浓度;
- 齐多夫定——美沙酮可能增加齐多夫定的浓度。

　　* 表示严重。

(7) 吗啡

注射剂:10mg/1ml/安瓿(盐酸吗啡注射液或硫酸吗啡注射液)

口服液:10mg/5ml(盐酸吗啡口服液或硫酸吗啡口服液)

片剂:10mg/片(硫酸吗啡片)

片剂(缓释):10mg/片;30mg/片;60mg/片(硫酸吗啡缓释片)

吗啡属于《联合国麻醉药品单一公约》(1961 年)国际管制的药物。

应用指征:

应用于中度和重度疼痛(急性和慢性);心肌梗死、急性肺水肿;在大手术和术后镇痛期间的辅助药物。

禁忌证:

避免应用于急性呼吸抑制、急性酒精中毒及麻痹性肠梗阻;还应避免应用于颅内压升高或头部损伤(明显的瞳孔反应影响对神经学的评估);嗜铬细胞瘤避免注射。

注意事项与慎用:

肾功能损害、肝功能损害;老年和体弱的患者减少剂量或避免应用;甲状腺功能减退;痉挛性的疾病;呼吸功能储备下降和急性哮喘;低血压;前列腺增生,怀孕和哺乳期妇女。如果突然撤除药物,可能会出现严重的戒断症状。

应用剂量:

急性疼痛,经皮下注射(不适用于水肿患者),经肌肉内注射,或静脉内注射:根据需要,成人 2~10mg q4h。

慢性疼痛,经口服(即释片剂)或皮下注射(不适用于水肿患者)或静脉内注射,成人剂量定时给予 2~20mg 每 4 小时一次;剂量可根据需求增加;口服剂量约相当于注射剂量的两倍;经口服(缓释片),首先应用即释剂型滴定剂量,然后按照日所需总计吗啡的剂量分成两次给予缓释吗啡,每 12 小时一次。

心肌梗死,通过缓慢静脉内注射(2mg/min),成人剂量,5~10mg;必要再次给予 5~10mg;年龄较大或衰弱的患者,剂量减少一半。

急性肺水肿,经缓慢静脉内注射(2mg/min),成人剂量,5~10mg。

特别注意事项:

上述剂量均指硫酸吗啡和盐酸吗啡的剂量。也可以应用每日一次的缓释胶囊[未列入世界卫生组织(WHO)第 15 次基本药物标准清单;参考制造商的文献。如果控释制剂的品牌发生改变,则应审查相关剂量的要求]。

给患者的劝告:缓释片应定时服用,而不是在疼痛发作时或暴发性疼痛发生时才按需要应用。缓释片不能压碎服用。

不良反应:

恶心、呕吐(尤其是用药初期)、便秘;嗜睡;口干、厌食症、泌尿道和胆道痉挛;心动过缓、心动过速、心悸、欣快、性欲减退、皮疹、荨麻疹、瘙痒、出汗、头痛、面部潮红、眩晕、体位低血压、体温过低、幻觉、精神错乱、依赖、精神病;大剂量会引起呼吸抑制、低血压和肌肉强直。

(8) 纳洛酮

注射剂:0.4mg/ml 安瓿(盐酸盐制剂)

适应证：

阿片类药物过量。

禁忌证：

应用纳洛酮治疗严重或威胁生命的阿片类药物中毒,如呼吸抑制,无禁忌证。

注意事项和慎用：

长期服用阿片类药物和对阿片类药物耐受的患者需要谨慎用药,以避免出现严重的戒断综合征;慎用于心血管疾病;术后患者(可逆转镇痛,升高血压)。

应用剂量：

- 0.08～0.12mg 间隔 2～3 分钟静脉内注射一次,直到患者呼吸恢复正常
- 开始的反应后,静脉注射剂量可能需要每 20～60 分钟重复,因为作用时间较短
- 连续静脉输注(CIVI)时,用 5% 葡萄糖液或 0.9% 氯化钠液稀释为 4μg/ml 的浓度

注意事项：

肾功能损害：某些阿片类药物和/或其活性代谢物(可待因、右旋丙氧基苯、二氢可待因、吗啡、哌替啶、羟考酮)在肾功能受损的患者体内排泄过程被延迟;因此,这些阿片类药物的代谢产物会累积;重复应用纳洛酮输注治疗能够逆转阿片类药物的不良反应。

肝脏损害：无需调整剂量。

不良反应：

- 常见——恶心、呕吐、出汗
- 不常见——心动过速,室性心律失常
- 罕见——心脏骤停

与其他药物的交叉作用:尚不知与其他药物的相互作用,建议避免同时使用。

(9) 羟考酮

片剂:5mg,10mg,15mg,20mg,30mg/片(盐酸盐制剂)

片剂(缓释):5mg,10mg,15mg,20mg,30mg,40mg,60mg,80mg,160mg/片(盐酸盐制剂)

胶囊:5mg,10mg,20mg/胶囊(盐酸盐制剂)

口服液:1mg/ml(盐酸盐制剂)

浓缩口服液:10mg/ml,20mg/ml(盐酸盐制剂)

应用指征：

中度至重度持续性疼痛。

禁忌证：

对阿片类激动剂或任何阿片类制剂成分过敏者；急性呼吸衰竭；急性哮喘；麻痹性肠梗阻；与单胺氧化酶抑制剂同时使用，或在应用单胺氧化酶抑制剂结束后14天内使用；如通气不改善，则会诱发颅内压升高和/或头部损伤；昏迷。

注意事项与慎用：

呼吸功能受损；避免快速注射，以免造成胸壁僵硬及通风不良；心动过缓；哮喘；低血压；休克；阻塞性或炎性肠道疾病；胆道疾病；痉挛性疾病；甲状腺功能减退；肾上腺皮质功能不足；长时间治疗后避免突然停药；糖尿病；意识受损；急性胰腺炎；重症肌无力；肝功能损伤；肾功能损害；中毒性精神病。

技术性操作任务：

用药期间提醒患者或照护人员，操作完成需要集中注意力或协调能力的任务时，应用该药物具有风险；例如操作重型机械。

阿片类药物初用患者的剂量：

- 即释制剂：根据疼痛需求，2.5~5mg PO q4h；
- 对于持续或频繁发生的疼痛，可采用改良释放（缓慢释放）制剂：10mg PO q12h，针对暴发性疼痛按需给予即释片2.5~5mg PO q4h。

注意事项：

肾功能损害：针对轻度损害（GRF 20~50ml/min，或近似血清肌酐150~300μmol/L）或重度损害（GFR<10ml/min 或血清肌酐>700μmol/L）需要减少剂量；从最低剂量开始应用，并根据反应进行滴定。

肝功能损害：中、重度肝功损害；减少50%的剂量，或不再应用。

不良反应：

- 常见——恶心、呕吐、便秘、腹泻、口干、镇静、胆道痉挛、腹痛、厌食、消化不良、瘙痒、嗜睡、头晕；
- 少见——肌肉僵硬、低血压、呼吸抑制、支气管痉挛、呼吸困难、咳嗽反射受损、乏力、焦虑、寒战、肌肉痉挛、直立性低血压、幻觉、眩晕、欣快感、烦躁、头晕、精神错乱；
- 不常见——心动过缓、心动过速、心悸、水肿，情绪变化，依赖，嗜睡，睡眠障碍，头痛，瞳孔缩小，视觉障碍，出汗，潮红，皮疹，荨麻疹，躁动不安，排尿困难、尿潴留、输尿管的痉挛，胃炎，胀气，吞咽困难，味觉异常，嗳气、呃逆，血管扩张，室上性心动过速，晕厥，失忆，感觉迟钝，发热，闭经，肌张力减退、感觉异常、定向障碍、不适，激越性躁动、言语障碍、震颤、皮肤干燥；

- 罕见——颅内压升高,循环抑制,心搏骤停,呼吸骤停,休克,麻痹性肠梗阻,癫痫发作。

  与其他药物的交叉作用:

- 中枢神经系统抑制剂——对羟考酮具有添加剂作用或增强效应作用;
- 单胺氧化酶抑制剂*——增加阿片类药物的严重不良反应和不可预测的不良反应;
- 纳洛酮*——促发阿片类药物戒断症状;
- 那曲酮*——促发阿片类药物戒断症状;
- 阿片类药物拮抗剂/部分激动剂*——促发阿片类药物戒断症状。

  *表示严重。

(10) 对乙酰氨基酚

口服溶液:120mg/5ml

栓剂:100mg/个

片剂:100~500mg/片

注射剂(用作静脉注射):10mg/ml

应用指征:

轻度至中度疼痛,包括痛经及头痛;缓解骨关节炎和软组织损伤的疼痛;发热、包括免疫接种后发热;急性偏头痛发作。

注意事项与慎用:

肝功能损伤;肾功能损害;酒精性依赖;母乳喂养。意外过量的对乙酰氨基酚可导致肝中毒和死亡。为了减少这种风险,扑热息痛的剂量不应该超过最大推荐剂量,应与患者的体重相适应,并注意存在肝毒性危险因素时应该降低剂量。

应用剂量:

轻度至中度疼痛,发热,经口服或直肠给予,成人 0.5~1g PO q4~6h,每日最高剂量 4g。

当口服或直肠给予不再可能时,对乙酰氨基酚可以经静脉应用,剂量根据体重决定,并且注意是否存在/不存在对乙酰氨基酚肝毒性的危险因素:

- 体重>50kg,1g PO q6h,最大推荐剂量 4g/24h
- 体重>50kg 加上任何危险因素,限制最大剂量为 3g/24h
- 体重 10~50kg,按 15mg/kg PO q4h,最高推荐剂量 60mg/kg/24h。

  严重肾功能损害患者(肌酐清除率<30ml/min)最小间隔时间≥6h。

不良反应:

罕见但有过皮疹和血液系统功能障碍的报道。重要提示:服用过量会导致肝脏损伤(但是较少发生肾脏损伤)。

2. 镇痛药物经典的初始剂量

表 A6.1 提供了经典的初始镇痛药物的剂量。类似于**附录 1** 中提供的疼痛评估表和镇痛阶梯一样,这些工具在临床实践中可能是有用的。然而,安全和有效的癌性疼痛治疗要求仔细评估每个患者的疼痛,并制定个体化的治疗计划。

**表 A6.1 存在慢性癌性疼痛的无肾脏或肝脏疾病的
成人选择镇痛药物的经典初始剂量**

药物	经典初始剂量	注意事项
对乙酰氨基酚	500~1 000mg PO q6h	最大剂量 1 000mg PO q6h
布洛芬	400~800mg PO q8h	与饭同服,并考虑加用质子泵抑制剂,以减轻胃肠道的毒性。有出血风险或血小板减少的患者避免使用 最大剂量 800mg PO q8h
吗啡	5mg PO q4h 2mg IV/SC q4h	无极限剂量
芬太尼透皮贴	12~25μg/h 透皮剂 q72h	重度恶病质,发热或常出汗的患者不宜应用; 无极限剂量
阿米替林	10~25mg PO q. n.	抗胆碱能副作用,包括直立性低血压,镇静,精神错乱,心动过速,便秘,口干; 最大剂量 100mg PO q. n. ,血液水平无法检查

资料来源:经允许改编自 Cherny et al. 2015[30]。

3. 阿片类药物的转换表

注:经允许改编自 Twycross et al. 2017[3]。

明智而审慎、安全和有效地将患者的疼痛治疗方案从一种阿片类药物转换为另一种阿片类药物的能力具有重要的临床意义。例如,这一转换技能可以帮助预防或减少阿片类药物的毒性、其他不良反应或药物相互作用,又能够维持或改善镇痛疗效。然而,目前还没有进行阿片类药物转换的随机对照试验(RCT),现有的转换表为通常基于回顾性或观察性研究的弱等级证据[8]。由于以下几个原因,转换效能比绝不能大于这个近似的指南[9,10]:

- 阿片类药物间的药物动力学存在广泛的内在个体化差异;
- 要充分考虑年龄、血流动力学稳定性、肝肾功能、营养状况及同期应用的药物等临床因素；

- 其他的变量，包括阿片类药物治疗的剂量和持续时间、阿片类药物转换的方向管理；

- 他们的推导方法（例如，单剂量而不是使用一系列临床剂量进行长期剂量研究）。

因此，在转换过程中有必要进行仔细的临床监测，以避免剂量不足、过量和不良反应；特别是在高剂量转换时；或在快速增加第一种阿片类药物的剂量和当其转换为美沙酮时。然而，转换表可以告知，而且应该告知临床对转换阿片类药物的评估判断，这样可以帮助临床医生避免粗劣的误算。我们在此提供两个阿片类药物等效镇痛转换表的举例（**表 A6.2** 和**表 A6.3**），它们从关于这一主题的领导出版物[3]中引用。它们只是作为举例提出，不应解释为世界卫生组织所推荐的原则。对老年人或衰弱的患者，当进行高剂量转换时（如，吗啡或等效剂量的其他阿片类药物≥1g/24h），因为患者无法忍受某些不良反应（如谵妄），或者最新的第一类阿片类药物药效的快速增加（可能是由于阿片类药物引起的痛觉过敏），在这种情况下，明智的方法是所计算出新的阿片类等效剂量要按照减少大约50%的剂量的原则给予。对于这种情况，可以依靠"必要时的（p.r.n.）"剂量来弥补任何不足，同时转换后的新的阿片类药物重新滴定到令人满意的剂量。

表 A6.2　阿片类药物与吗啡的近似效能；除非另有说明，
否则表中均为口服和即释制剂[a]

镇痛药物	吗啡相对效能比	持续作用时间（小时）[b]
可待因/二氢可待因	1/10	3~6
哌替啶（度冷丁）	1/8	2~4
他喷他多	1/3	4~6
氢可酮(UK 没有)	2/3	4~8
羟考酮	1.5(2)[c]	3~4
美沙酮	5~10[d]	8~12
氢吗啡酮	4~5(5~7.5)[d]	4~5
丁丙诺啡（舌下）	80	6~8
丁丙诺啡（透皮贴）	100(75~115)[c]	剂型依赖(72~168)
芬太尼（透皮贴剂）	100(150)[c]	72

资料来源：经允许改编自 Twycross et al. 2017:371(Table 4)[3]。

[a]将第一栏的阿片类药物剂量乘以第二栏中的相对效能比，便可计算出硫酸吗啡/盐酸吗啡的等效剂量；相反，用吗啡剂量除以相对效能比便可得出另一种阿片类药物的等效剂量。

[b]部分取决于疼痛的严重程度和剂量；高龄老人和肾功能受损的患者通常持续时间较长。

[c]括号中的数字是药品制造商提供的相对镇痛效能比。

[d]美沙酮 5mg 的单剂量相当于吗啡 7.5mg，但是因为美沙酮具有可变的长血浆半衰期和广谱受体的亲和力，因此定时给予将导致一个远高于预期的相对镇痛效能，有时远远高于上述的镇痛效能强度。因此，推荐在专家指导下转换为定时服用的美沙酮。

表 A6.3　推荐剂量转换率;口服到皮下/静脉注射(PO:SC/IV)

PO 到 SC/IV 转换	转换率	计算	举例
氢吗啡酮→氢吗啡酮	3:1[a]	24 小时口服氢吗啡酮剂量除以 3,得到氢吗啡酮 SC/IV 的剂量	氢吗啡酮 32mg/24h PO→氢吗啡酮 10mg/24h SC/IV
美沙酮→美沙酮	2:1[b]	24 小时美沙酮口服剂量除以 2,得到美沙酮 SC/IV 的剂量	美沙酮 30mg/24h PO→美沙酮 15mg/24h SC/IV
吗啡→芬太尼	变量[c,d]	24 小时口服吗啡剂量(mg)除以 100~150,得到芬太尼注射液剂量(μg)	吗啡 60mg/24h PO→芬太尼 400μg(0.4mg)/24h SC/IV
吗啡→氢吗啡酮	10:1	24 小时口服吗啡剂量除以 10,得到氢吗啡酮的 SC/IV 剂量	吗啡 60mg/24h PO→氢吗啡酮 6mg/24h SC/IV
吗啡→吗啡	2:1	24 小时口服吗啡剂量除以 2,得到吗啡的 SC/IV 剂量	吗啡 60mg/24h PO→吗啡 30mg/24h SC/IV

资料来源:经允许改编自 Twycross et al. 2017:861(Table 3)[3]。

[a]药品制造商的建议。由于平均口服生物利用度为 50%(35%~60% 范围),一些中心使用 2:1 而不是 3:1 的转换率。

[b]由于口服的平均生物利用度为 80%(40%~100% 范围),一些中心使用 1:1 的转换率,例如美沙酮 30mg/24h PO→美沙酮 30mg/24h SC/IV。

[c]应用相同的转换比率,就像吗啡 PO 与芬太尼 TD(透皮贴)可用于吗啡 PO 和芬太尼 SC/IV。

[d]注射器驱动器(微泵)的容量限制可能会阻止使用>500μg/24h 的剂量。

表 A6.4　口服吗啡与芬太尼透皮贴对比剂量(根据剂量转换率 100:1)

口服(PO)吗啡	皮下/静注(SC/IV)吗啡	芬太尼透皮贴剂	
mg/24h	mg/24h[a]	μg/h	mg/24h
30	15	12	0.3
60	30	25	0.6
90	45	37.5	0.9
120	60	50	1.2
180	90	75	1.8
240	120	100	2.4

资料来源:经允许改编自 Twycross et al. 2017:417[3]。

[a]假设吗啡皮下/静注的镇痛效能是口服的两倍。

4. 阿片类药物的停止使用

阿片类药物减量方案尚缺乏高质量的证据。阿片类药物减量应根据临床情况进行个体化的逐渐减量。对于没有药物滥用疾病状况的患者,**表 A6.5** 提供了方法信息,指示我们当不再需要阿片类药物治疗时,将阿片类药物逐渐减量的通用策略[10]。

表 A6.5　不同临床情况阿片类药物治疗停用策略

临床情况	逐渐减量和停止应用的方法	注意事项
短期应用（＜2 周）	■ 如果残留的疼痛依然持续存在,仅只按需要逐渐减量 ■ 如果疼痛的原因已经得到充分的治疗,可以立即停止阿片类药物的治疗,而不是逐渐减少	完全不可能产生躯体的依赖性
长期应用（＞1 个月）	■ 每周逐渐减少 10% ■ 如果出现阿片类药物的戒断症状或体征（如对药物的渴求、焦虑、失眠、腹痛、呕吐、腹泻、出汗、瞳孔放大、震颤、心动过速、或勃起）,则增加到先前的最高剂量,并且改变为每两周逐渐减少 10% ■ 一旦达到最小的有效治疗剂量,则延长两次剂量之间的间隔时间。当两次剂量间隔达 24 小时没有出现戒断的症状和体征,就可停止阿片类药物	可能会有一定程度的躯体依赖性
应用时间为 2 ~ 4 周	■ 每周逐渐减少 10% ~ 50% ■ 如果出现阿片类药物戒断的症状或体征（例如:药物渴求、焦虑、失眠、腹痛、呕吐、腹泻、出汗、瞳孔放大、震颤、心动过速、或勃起）,则增加到先前的最高剂量,并减少每次逐渐减量的百分比 ■ 一旦减少到最小有效治疗剂量,则延长剂量之间的间隔时间。当剂量间隔达到 24 小时,仍没有出现戒断症状和体征,便可停止应用阿片类药物	躯体依赖性不确定
长期应用阿片类药物和产生药物滥用性疾病状态	■ 如果可能,咨询阿片类药物滥用疾病的专家 ■ 按照逐渐减量的策略方法,酌情对阿片类滥用疾病进行治疗	

资料来源:经允许改编自 Dowell 2016[10]。

参考文献

1. Findlay JWA, Jones EC, Butz RF, Welch RM. Plasma codeine and morphine concentrations after therapeutic oral doses of codeine-containing analgesics. Clin Pharmacol Ther. 1978;24:60–8.

2. Persson K, Hammarlund-Udenaes M, Mortimer Ö, Rane A. The postoperative pharmacokinetics of codeine. Eur J Clin Pharmacol. 1992;42:663–6.

3. Twycross R, Wilcock A, Howard P. Palliative care formulary (PCF6), sixth edition. Nottingham: Palliativedrugs.com, 2017 (https://www.palliativedrugs.com/assets/pcf6/Prelims_PCF6.pdf, accessed 3 October 2018).

4. USFDA briefing document: Joint Pulmonary-Allergy Drugs Advisory Committee and Drug Safety and Risk Management Advisory Committee Meeting. 10 December 2015. The safety of codeine in children 18 years of age and younger. Silver Spring (MD): United States Food and Drug Administration; 2015.

5. Anberbir Y. Ethiopia: Authority issues red alert on codeine drug. The Reporter (Addis Ababa), 21 November 2015 (http://allafrica.com/stories/201511241318.html, accessed 29 May 2018).

6. Bandieri E, Romero M, Ripamonti CI, Artioli F, Sichetti D, Fanizza C et al. Randomized trial of low-dose morphine versus weak opioids in moderate cancer pain. J Clin Oncol. 2016;34:436–42.

7. Caraceni A, Hanks G, Kaasa S, Bennett MI, Brunelli C, Cherny N et al. Use of opioid analgesics in the treatment of cancer pain: evidence-based recommendations from the EAPC. Lancet Oncol. 2012;13:e58–68.

8. Mercadante S, Bruera E. Opioid switching in cancer pain: from the beginning to nowadays. Crit Rev Oncol Hematol. 2016;99:241–8.

9. Dale O, Moksnes K, Kaasa S. European Palliative Care Research Collaborative pain guidelines: opioid switching to improve analgesia or reduce side effects. A systematic review. Palliat Med. 2010;25:494–503.

10. Dowell D, Haegerich TM, Roger Chou R. CDC Guideline for Prescribing Opioids for Chronic Pain — United States, 2016. MMWR Morb Mortal Wkly Rep. 2016;65:1–49.

附录7 对癌性疼痛治疗的初始＆维持和暴发性疼痛等的证据对比镇痛药物网络荟萃分析

通过以下在线网络查阅：

https://www.who.int/ncds/management/palliative-care/Cancer-pain-guidelines-Annex-7.pdf

附录 8 术语汇编

辅助类药物:是一类镇痛药物,但不是阿片类。辅助类药物包括对乙酰氨基酚或非甾体抗炎药(NSAIDs)等药物,单独应用就能镇痛,或与阿片类联合应用有助于缓解疼痛。对难治性神经病理性疼痛经典的治疗方法是联合应用阿片类、对乙酰氨基酚或 NSAIDs,或有阿片类药物治疗禁忌时,便用辅助类药物。

暴发性疼痛:尽管进行了 24 小时的定时服药治疗疼痛,但仍会有短暂的疼痛暴发。

临床试验:为评价两种或两种以上疗法的相对疗效而在人体上进行的试验。

复合剂型(镇痛药):这是一种混合固定剂型的药物,含有两种或两种以上的镇痛药,混合固定在一起制成一种单药。

即释药物:起效快、作用时间短的药物。

非阿片类药物:不作用于阿片类受体,但能缓解疼痛的药物(见阿片类药物)。

老年人:>60 岁以上的人。

阿片类药物:从罂粟中提取或合成的物质,作用于中枢或外周神经系统的阿片类受体,产生镇痛作用的药物。

- **弱阿片类药物**:具有微弱镇痛作用的阿片类药物。
- **强阿片类药物**:具有强烈镇痛作用的阿片类药物。
- **阿片类药物轮换**:为了更好的治疗目的,从一种阿片类药物换成另一种阿片类药物。

救援剂量:治疗暴发性疼痛的额外给予的止痛药剂量(见暴发性疼痛)。

缓释药物:一种缓慢起作用,持续时间长的药物。

治疗试验:临床决定对个体化患者提供潜在(但未经证实的)受益的药物或治疗,以评估是否存在具有受益的疗效。

52检